JN001108

看護にいかす
文献検索入門

学び続けるための情報探索スキル

富田美加
松本直子 著

中央法規

はじめに

本書を手に取ってくださったみなさんの中で，これまでに「文献検索」という言葉を聞いたことがないという方はいらっしゃらないと思います。しかしながら，ワクワクしながら自ら進んで文献検索をしている方はまれなのではないでしょうか。多くの場合，文献検索は，「なんとなく苦手なもの」あるいは「なんとなく自信を持てないもの」であり，「なんとなく憂うつな」「なんとなくすっきりしない」気分を引き起こしてしまうようです。文献検索は，私たちにとってきわめて馴染み深いはずの行動であるにもかかわらず。

かくいう私も，かつて病棟で看護師として勤務していた頃には同じ思いでいました。私が就職した1986年当時の病院では，院内研修の一環として，新人看護師に「看護研究」を課していました。今思えば，その頃，「何をどのように探せば正解なのか」ということがわからなかったため，時間をかけてずいぶん回り道をしたわりには，これといった文献にはたどりつくことができませんでした。「こういう道筋でこのようなものを探し当てることが文献検索のゴールなのだ」という明確なイメージのないまま，病院図書室や公共図書館に通っていたことを思い出します。

また，看護研究に限らず，日々の看護業務においても文献や情報を探す必要に迫られており，ひたすら「探す」ことに明け暮れていたように思います。全国の大規模病院に，ちょうどコンピュータが普及し始めた，インターネットもまだ登場していない昔々のお話です。

その後，私は4年間の臨床経験を経て，図書館情報大学に編入学しました。看護の世界において，今すぐ必要な文献検索とこれから必要となるコンピュータについて学ぼうと考えたからです。2年間の学生生活で，文献検索やコンピュータについて，基礎から学ぶことができました。そのときに強く実感したのは，「文献検索には基本的なお作法がある」「しかしそのお作法を現状に合わせてアレンジするのは自分次第だ」ということです。さらに司書の奥深い世界をも知ることができ，司書は看護師にとって最強のパートナーであることを確信しました。

図書館情報大学を卒業してから30年あまりが経ちましたが，看護学生や看護師が効率的かつ効果的に質の高い情報にアクセスするためにはどのようにすればよいのだろうかということを考え続けてきました。

現在では，スマートフォンやタブレットがあれば，いつでもどこででも自在に検索することができますし，パソコンを使って，集めた文献や情報をさらにスムーズに活用することもできるでしょう。では，スマートフォンやパソコンがあれば，万事うまくいくでしょうか。残念ながら，むしろ，気軽に検索できるがために，かえって不全感が増しているようにさえ思います。つまり，文献検索についての基本的な知識を持たないまま，「簡単に検索できるはず」という前提で探し始めて，納得のいかないまま検索し続けるという無限ループに陥ってはいないでしょうか。

看護分野におけるこのようなもやもやした状況を打開するために，本書は生まれました。本書の主たる目的は，看護学生や看護師が「いまさら誰にも聞けない」と思い込んでいる文献検索上のお困りごとを解消することです。自分一人でお作法通りの文献検索ができる場合には，さらに詳細な成書がすでにありますので，それらを参照して自力で文献検索の腕を磨いていくことができると思います。今すぐにでも救いの手が必要なのは，一人で文献検索と向き合って途方に暮れている人々です。誰にどのような質問をして前進すればよいのかさえわからなくなっている人に対して，「あぁそういうことなのか」「もっと早く知りたかった」と思えるような方法論が的確に示される必要があると思います。

本書によって，一人でも多くの方が，文献検索について，一歩を踏み出すための勇気とヒントを得ていただけるよう願っています。

本書は4部構成となっています。

Chapter 1では，看護学における学術情報探索の意義や，なぜ文献検索を苦手と感じてしまうかについて説明しました。Chapter 2では，学術情報の探し方について豊富な例示をもとに初心者から上級者までカバーする内容となっています。Chapter 3では，学術情報の評価と活用について，また，Chapter 4では，教育や臨床の現場で実際に遭遇する場面を想定した具体的な事例をまとめました。

ちょっとしたコツを知っているだけで，皆さんの文献検索に関する世界はさらに豊かになると思います。

右も左もわからない看護学生や期待と不安の中で就職したばかりの新人看護師，職場や大学院等でキャリアアップを目指す看護師…，いずれもデータや情報，知識を求める中で，何を手がかりとすればよいのか，なぜそのように探したほうがよいのか，情報探しを助けてくれるのは誰か，といったことがらについて，少しでも早く気づいて，自分の進むべき道を力強く歩んでいただきたいと思います。

一歩を踏み出すことができればまた次の一歩がみえてきます。文献や情報を探すことを得意にしていくプロセスに本書が役立つことを願ってやみません。

図書館情報大学の同窓生で共著者の松本直子さんの存在がなければ，本書は日の目を見ることはありませんでした。卓越した知識と経験を本書にあまさず披露してくれたことに深く感謝したいと思います。また，中央法規出版株式会社の坂弘康氏には，アイデアを形にするために最後まで粘り強く伴走していただき，心から感謝申し上げます。

2021 年初秋

富田美加

執筆者紹介

富田　美加(とみた　みか)

茨城県立医療大学保健医療学部看護学科・同大学院保健医療科学研究科教授

神戸生まれ

1986 年，大阪府立看護短期大学卒業後，大阪府立病院に看護師として就職。

臨床家の立場から図書館情報学の必要性を強く感じ，

1990 年，図書館情報大学の 3 年次に編入学する。

1992 年，財団法人浅香山病院で看護師として精神科病棟に勤務。

1996 年，千葉大学大学院博士前期課程修了，修士(看護学)

同年より，茨城県立医療大学(基礎看護学)，現在に至る。

2013 年，筑波大学大学院博士後期課程修了，博士(図書館情報学)

学部や大学院のほか，認定看護師教育課程や認定看護管理者教育課程，専任教員養成講習会等で，看護における学術情報探索に関する授業を担当している。

松本　直子(まつもと　なおこ)

聖路加国際大学学術情報センター学習コミュニティ支援室室長

山梨県甲府市に生まれ，静岡県清水市(現静岡市) 育ち

1988 年，図書館情報大学卒業後，聖路加看護大学図書館 (当時) に司書として勤務し，図書館システムや電子図書館システム (後に機関リポジトリ) の導入に携わるほか，学部，大学院で学術情報探索に関する授業を担当する。

2003 年，看護実践開発研究センター研究支援室に異動。同センターの設立準備とともに，市民を対象とした健康情報サービス「るかなび：聖路加健康ナビスポット」の開設，認定看護管理者ファーストレベルプログラムの開設に携わる。同プログラムでは現在まで「看護情報論」「資源管理 I 」を担当する。

2014 年，青山学院大学大学院社会情報学研究科博士前期課程修了，修士(学術)

同年，聖路加看護大学の聖路加国際大学への改称，組織再編に伴い，学術情報センターに学修支援の強化のため，図書館とともに設置された学習コミュニティ支援室室長となり，現在に至る。

著書(共著) に「臨床看護研究の道しるべ」(日本看護協会出版会) がある。

Contents

Chapter 1

看護学における学術情報探索の意義

Section 1

看護学と学術情報

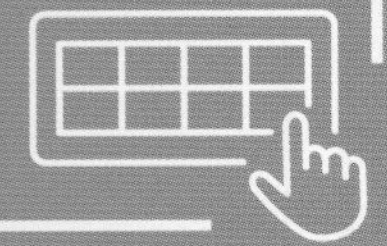

1 看護における文献検索を難しいと感じてしまうのはなぜか

1 ▶スタートラインにおける看護学のイメージ

本書を手にしているみなさんの中には，看護学生や大学院生，第一線で活躍中の看護職（看護師・保健師・助産師）や看護教員など，さまざまな立場の方がおられると思います。あるいは，看護に限らず，文献検索に関心のあるヘルスケア分野の方もいらっしゃるかもしれません。

いずれにせよ，各自の看護や看護学とのかかわりの長さや深さによって，「今，探したい」「今，必要な」看護に関する情報というのも異なってくると考えられます。また，その人が看護や看護学をどのように認識しているかということも，看護にかかわる学術的な情報，すなわち学術情報を探す際の手段や範囲に影響を与えるといえます。

そこで，看護学と学術情報との関係を考えるために，看護のスタートラインをざっと確認してみたいと思います。

看護専門学校や看護系大学では，入学して間もない学生のために，「看護学概論」や「看護学原論」といった名称の授業が準備されています。これらの授業では，看護学の歴史や基本的な概念などについて学び，スムーズに看護のスタートを踏み出せるようにしています。

では，学生はどのような期待をもって入学してくるのでしょうか。あるいは，そもそも学生の看護や看護学に対するイメージはどのようなものなのでしょうか。

多くの場合，将来，看護職になりたいと考えて，その資格につながる進学先を決定するのだろうと思います。つまり，まず「就きたい職業（あるいは，やりたい仕事）」が念頭にあり，「その職業に就くためにはどうしたらよいか」を考えるのでしょう。看護職に就くために必要な免許を取得するためには，その国家試験受験資格を得られる教育機関に入学し，所定の単位を修得して卒業し，国家試験に合格する必要があるというわけです。

したがって，入学者の多くは，看護学の探究という果てしなく壮大な動機というよりは，看護職に今すぐ必要とされる知識や技術を学ぶことをイメージして，その学生生活をスタートするのだと考えられます。もちろん，最初から「学問としての看護学」をきわめようと考えて入学する人もいるかもしれませんが，多くの学生はより実践的な学びを求めて入学してくるのではないでしょうか。

入学後は，教科書や参考書，授業資料にとどまらず，インターネットから得られる情報等も活用して，インプットを重ね，その成果をアウトプットしていく日々が始まります。その学生生活では，入学前に思い描いていた以上に，学術的な情報を探したり，活用したりすることが増えますので，どの学生も自分なりに工夫しながら勉学に取り組んでいます。

2 ▸ 看護学に対するイメージギャップと学術情報探索における困難感との関連

学術情報を探す際の感覚について，看護学について抱いていたイメージとその後に知る奥深さとのギャップの観点から考えてみたいと思います。

人体の構造や機能，疾患や治療，バイタルサイン測定等の実践的看護技術を学ぶつもりで入学したところ，看護学は想像以上に学際的であり，学びの全体像がつかみきれないまま，必死で取り組んでいるということはないでしょうか。

ナイチンゲールの著作を引用するまでもなく，看護というのはだれでもできる仕事ではなく，きちんとした教育を受けていることが前提となります。その教育内容は，マニュアルに基づく訓練ではありません。看護学では，人間や健康について，十分に理解したうえで，看護の知識や技術をどのように適用し効果的に実践していくのかということを目指していますので，学生にはとてつもない学習量となります。

看護における学問的な基盤は，入学前に思っていたよりずっと幅広いものだと思われます。したがって，学ぶ覚悟をしっかりもつだけではなく，カリキュラムの渦に巻き込まれる前に，自分はどのように学べばよいのかということについて，主体的に意識しておく必要があるといえます。この意識があれば，いつまでも終わらない感覚から解放されるのではないでしょうか。

学問については，いろいろな定義があると思いますが，学問とは，新しい知識を学ぶことであるとともに，理論に基づいて体系づけられた知識やその研究方法であるといえます。学問のひとつの分野である看護学は，他分野の学問との関連性も意識していく必要があるでしょう。

看護学では，人間・健康・環境・看護について学びます。このうち看護の定義についてはさまざまなものがありますが，日本看護協会では，『広義には，人々の生活の中で営まれるケア，すなわち家庭や近隣における乳幼児，傷病者，高齢者や虚弱者等への世話等を含むものをいう。狭義には，保健師助産師看護師法に定められるところに則り，免許交付を受けた看護職による，保健医療福祉の様々な場で行われる実践をいう』[1)] と説明されています。

✍看護学は学際的

「学際的」というのは，多くの分野にまたがっていることを指す。看護学は，今後も医学や心理学，情報科学，社会学，教育学など多様な学問とコラボレーションしながら発展を続けていくといえる。

このように，看護学は，人間・健康・環境といった学際的分野の理解に基づき，実践としての看護を追究し，看護の本質を体系的に確立していく過程であるといえます。入学間もない学生が，「学問としての看護学」の認識をもって，細かく（ミクロ），広く（マクロ）接近していくことの重要性を早い時期に認識できると，その後の学びにもきっとよい影響があることでしょう。

そのことをより身近に実感するためには，各教育機関で定めているシラバス（履修概要・授業計画）を常に参照するとよいと思います。学校の図書館に行ってみて，本棚がどのように整理されているかを確認してみるのもよいと思います。シラバスも本棚も，その最小単位を一字一句，丸暗記しなければならないとすれば，それは大変なことですが，今，自分が勉強しているミクロな知識が，看護学全体のどこに位置づいているのか，あるいは他のどの知識と関連しているのかといったことを意識しながら本を読んだり，インターネットを活用したりできれば，学びに弾みがつくのではないでしょうか。

膨大な知識を効率的に自分の中にインプットし，技術や態度を磨き，看護実践として効果的にアウトプットするには，信頼性の高い情報（あるいは資料）を，タイムリーに入手し，その内容を理解し，適切に活用することが求められます。

3 ▸ 学術情報探索に対する難しさの感覚

どの立場であっても，看護に関して日々必要な学術情報を探すことは難しいと感じることがあると思います。その難しさには，「必要な情報が膨大すぎて，どこから手をつけたらよいのかわからない」「どの範囲，どの深さまで調べたらよいのか判断に迷う」「調べることはできたけれど肝心の本文が入手できないので，結局あきらめてしまった」「やみくもに探しているうちに，これといった情報にたどりつかず時間切れになってしまった」など，いろいろな思いが混じっていると想像されます。

つまり，学術情報探索の重要性は十分理解していたとしても，多忙な日々に流され，うまく探すための決め手が見つからず，途方に暮れているようなことはないでしょうか。

このようなときに重要なことは，どれだけ不利な情報利用環境におかれている人であっても，何がしかの一歩をふみだせることではないでしょうか。たとえば，信頼性の高いウェブサイトをいくつか知っておくだけで，グンと前に進むこともあるでしょう。さらには，これまであまり気に留めてこなかった所属機関内外の「図書館サービス」に目を向けてみて，より身近に誰でも活用できるものなのだと気づくことができれば，新たな世界が開けていくのではないでしょうか。

学術情報探索に対して難しさの感覚が湧き上がってきたときに備えて，学術情報探索に関するガイドがあればと考えて，本書は生まれました。あらたまった服装でかしこまった作法によって臨むのではなく，今の自分にも実行可能な手段を主体的に選択し，現実に即した範囲で探すコツを見つけることができれば，ずいぶんと救われるのではないかと思っています。

2 看護学と学術情報探索

1 ►看護における学術情報探索の必要性

エビデンスに基づく看護実践を行うために，信頼性の高い学術情報を探す必要があることは誰もが納得できると思います。では，その実践の根拠となる情報をどのようにとらえたらよいのでしょうか。本書では，看護に必要となる情報を学術情報という言葉を用いることによって，一般的な生活情報とは区別したいと思います。しかしながら，看護自体が生活を支えることを目的としていますので，学術情報と生活情報とを厳密に区分することは難しいかもしれません。そこで情報探索（情報探し／資料調べ）の目的を「看護」（実践・教育・研究を含めて）とするということを前提で読み進めていただけたらと思います。

本書では，文献検索によって探し求める情報について，紙媒体だけでなく，インターネット上の情報を含む電子媒体も視野に入れて取り上げます。また資料の種別として，書籍や雑誌記事（原著論文や総説，解説など），情報の種別として，一次情報（探している資料そのもの）や二次情報（探している資料を探すための情報）といった分け方がありますが，それらについても紙と電子双方の形態を想定しています。さらに，パソコンやスマートフォンで「検索」できる範囲だけでなく，図書館サービスや人的情報源を活用して，徹底的に「探索」する手段についても解説していきます。

2 ▶ エビデンスに基づく看護

evidence-based nursing（EBN）は，エビデンス（科学的根拠）に基づく看護と訳されますが，看護実践における根拠（裏付け）をどのように説明するかは，看護職にとって大変重要なことだといえます。最近では，多職種協働の観点から，evidence-based practice（EBP）や evidence-based health care（EBHC）という用語も広く使われています。

エビデンスに相当する学術情報をうまく探し出し，評価して，活用していけるようになるためには，次のような要素が必要です。

①情報利用環境

図書館やパソコン，携帯情報端末（スマートフォンやタブレットなど），インターネットなど，紙から電子まで学術情報を利用できる環境がどれだけ整っているか。

②情報リテラシー

広く深く速く学術情報を探し，それらの有用性を評価し，適切に活用することができるか。

③看護学における活用

看護を必要としている人々や集団に対して，それぞれの個別性をふまえて適用して，その効果を評価できるか。

またエビデンスにはレベルがあり（**表**），メタアナリシスやランダム化比較試験（RCT）による客観的な研究が信頼度の高いものと評価され，記述的研究である症例報告は低いとされます。この症例報告は，個別性要因が大きいためにエビデンスレベルが低いとされますが，個別性を重

✍メタアナリシス

過去に行われた複数の臨床試験の結果を，統計学の手法を用いてまとめ，全体としてどのような傾向が見られるかを解析する研究手法。[2)]

✍ランダム化比較試験（RCT：randomized controlled trial）

複数の治療法の効果を比べるときに，患者をくじ引きや乱数表など，ランダム化と呼ばれる手法を用いて，グループ分けを行う試験のこと。グループ分けに研究者の主観が入り込まないため，得られた結果は信頼性が高いとされている。[2)]

視する看護の臨床実践では重要な情報といえるでしょう。

表　エビデンスレベル

エビデンス 1a	ランダム化比較試験［RCT］のメタアナリシスがあるか，複数のRCTの結果がほぼ一致している。
エビデンス 1b	少なくとも1つのRCTがある。
エビデンス 2a	よくデザインされた比較研究［非ランダム化］がある。前向きコホート研究を含む。
エビデンス 2b	よくデザインされた準実験的研究がある。後ろ向きコホート研究を含む。
エビデンス 3	よくデザインされた非実験的記述研究がある。ケースコントロールを含む。
エビデンス 4	症例報告，対照群のない研究，質の低いコホート研究，横断的研究などに基づく。
エビデンス 5	専門家の報告・意見・経験に基づく。

公益財団法人日本医療機能評価機構．Mindsガイドラインライブラリ．https://minds.jcqhc.or.jp/docs/minds/kounyo/evidence.html（検索日：2021年5月25日）

3 ▶ 必要となる学術情報の範囲

看護学は実践の科学であるという特性から，学術的にきわめられた情報（例えば，研究論文など）のほかに，今すぐに臨床に適用できそうな実用的な情報も必要となります。したがって，看護で必要となる学術情報の範囲は，看護学の学際性という観点もあいまって，必然的に相当な範囲を念頭に置いておく必要があります。すなわち，今，自分にとって必要と考えられる情報について，実用性あるいは学術性のいずれを優先すべきか，あるいは両方とも必要なのかによって，探すべき情報の範囲・種類・形態・新しさなどが変わってくることになるのです。

4 ▶ 学術情報に関するリテラシー

これまで，看護学の特徴や学術情報そのものについて説明してきましたが，次に，看護師に必要となる学術情報に関するリテラシーについて考えたいと思います。

看護師が臨床家としてエビデンスに基づく看護を実践するために，あるいは教育者としてエビデンスに基づいた後進育成（教育）を行うために，あるいは研究者としてエビデンスを創出するためには，まず学術情

リテラシー（literacy）

読み書きの能力。識字。転じて，ある分野に関する知識・能力。[3)]

報を探す能力が求められます。さらに，考えうる学術情報をしかるべき手段で探し尽くし，得られた学術情報を評価する能力，評価した結果の学術情報を活用する能力，自身で有している学術情報を発信する能力などを含めて，学術情報を使いこなす能力が高ければ高いほど，看護の質向上や新たな研究成果の進展へとつながることが期待できます。

文献

1）日本看護協会：看護にかかわる主要な用語の解説─概念的定義・歴史的変遷・社会的文脈．p.10，2007．https://www.nurse.or.jp/home/publication/pdf/guideline/yougokaisetu.pdf（2021 年 5 月 25 日参照）
2）公益財団法人日本医療機能評価機構．Minds ガイドラインライブラリ．https://minds.jcqhc.or.jp/docs/minds/kounyo/evidence.html（2021 年 9 月 26 日参照）
3）新村出編：広辞苑第七版．岩波書店．p.3080，2018．

Section 2

学術情報を探す

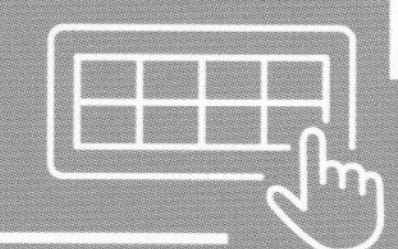

1 学術情報とは

さて，学術情報という語についてです。図書館情報学用語辞典第5版によると，学術情報（scholarly information: scientific information）は「学術研究の成果として生み出された情報およびそれがさらに編集，圧縮，加工されて生成された情報」と定義され，「観測，測定，計算データや記録，学術文献（学術論文，報告書，学術図書や書誌，索引誌，抄録誌など），それに個人的なコミュニケーションが含まれる」[1)]と説明されています。

本書で取り扱う「学術情報」は，私たちが慣れ親しんでいる文献検索という用語の「文献」とほぼ同義であると考えて読み進めてください。ただし，紙の書籍類だけではなく，インターネット等を通じて得られる情報も含めていますので，かなり広い概念としてとらえていきます。

2 学術情報探索が必要となる状況とは

1 ► 日常的な探索から網羅的な探索へ

買物や食事に行くなど生活に必要となる情報を探すとき，みなさんはまずスマートフォンやパソコンで手早く調べることと思います。ここで求められることはおそらく手軽さやスピードでしょう。

では，本格的な学術情報をくまなく探し尽くすためには，何を意識すればよいのでしょうか。ここでは，学術情報探索の目的についてみていきましょう。

たとえば，ヴァージニア・ヘンダーソンの経歴を調べたいときや，透析患者のフットケアに関する論文についてどれくらいの数があるのかを調べたいときのことを考えてみます。こういったたぐいの調べ物では，ある程度，納得できる答えが得られると，そこでひとまず探索のための行動は完了することでしょう。

また，ごく限られた短い期間で提出しなければならない簡単なレポートや，臨床でのちょっとした調べ物などでも，当面の問題解決ができればよしと考えるのではないでしょうか。

一方，研究にとりかかる前に，最新の学会発表演題や論文をパラパラ眺めるような探し方の中から，思いがけず，魅力的な研究テーマがアイデアとして頭に浮かぶこともあります。研究とはいえ，この段階では網羅性を重視するよりは，固定観念をもたずに，自由な発想で次々と探していったほうがよいかもしれません。

日常的な探索では，迅速さが探索範囲を制限する側面があるのに対し，網羅的な探索では，徹底的な網羅性が重視されるため，時間も費用も要することが多いといえます。たとえば，ケア根拠を追究したり，研究活動に取り組んだりする中では，国内外問わず世の中に存在する学術情報すべてを念頭に，徹底的に探すことになります。

2 ▶ 学術情報探索が必要となる状況

学術情報を探す必要が生じる状況について，さらに具体的にみていきましょう(表)。

①看護活動

疾患や治療，看護の根拠や評価等について，信頼性の高い学術情報を入手して，看護を必要とする人々にスピーディに適用していくことが求められるでしょう。

②学習活動

看護学生は，講義や演習，実習などで，多くのレポートを作成する必要があります。課題の意図をよく汲み取って，期限に間に合うように，所定の様式で提出するために，教科書以外の学術情報も必要となります。

③教育活動

看護教員は，学生の学びを効果的に促進するような授業にするために，幅広い学術情報を活用しています。

④研究活動

学部生や大学院生，教育研究者，臨床家等によって，研究活動が盛んに行われていますが，各研究分野の基本文献から最新の研究動向まで，しっかり網羅的に調べる必要があります。

表　学術情報探索が必要となる場面の例

状況別	場面（例）	情報源（例）
①看護活動	担当している患者に新しく処方された薬剤名とその副作用について確認しておく必要が生じた。	薬剤ハンドブック，医薬品医療機器総合機構のホームページ等
②学習活動	看護倫理の授業で事前課題として看護倫理の主要概念に関するレポートを書くことになった。	看護倫理に関する専門書や学術雑誌，関連学協会のホームページ等
③教育活動	教員として，基本的看護技術の全身清拭に関する授業を担当することになった。	看護技術に関する専門書や学術雑誌（方法や効果に関する実験や事例を示した原著論文，総説），視聴覚教材，関連学協会のホームページ等
④研究活動	大学院生として，摂食嚥下障害看護に関するテーマで研究計画書を作成することになった。	摂食嚥下障害に関する専門書や学術雑誌（先行研究を概観した総説や原著論文），視聴覚資料，関連学協会のホームページ等

3　学術情報の種類と探索手段

臨床や教育，研究で必要となる学術情報の種類と探索手段には，おおむね次のようなものがあります。

1 ► 資料種別からみた学術情報

看護に関する研究成果は，論文や報告書，図書として，発信され，流通しています。その数は，日々増え続けていますので，それらの情報を的確に探し当てるための道具として，文献データベースの情報も重要です。また，冊子体（紙）のほかに，デジタル（電子的）な形態の資料も増えてきています。

①学術雑誌（論文，学協会の情報など）
②統計，白書，報告書（研究報告書など）
③図書（一般書，専門書，辞書，辞典，事典など）
④二次資料（上記の資料を探すためのデータベースなど）

2 ► 探索手段からみた学術情報

日々の看護活動や研究，自己研鑽，自己学習などにおいて学術的な情報を探す際には，各自の工夫によって自己流で行っていることも多いと思います。しかしながら，学術情報探索の方法に種類があることをあらかじめ知っておくと自分の探し方に自信が持てるようになるでしょう。

探索手段には，主として次のようなものがあります。

①情報検索サイトによる検索

スマートフォンやタブレット，パソコンを使って，Google や Yahoo! などの情報検索サイトの検索窓から，自分の思いついた言葉で探します。最も身近な探し方だといえます。この方法では，個人や専門家によるホームページから，Wikipedia，Twitter や YouTube などの SNS までさまざまなウェブサイトから情報を得ることができます。

②特定のホームページの検索

あらかじめ専門機関や学協会など特定のホームページにアクセスし，そのページに掲載されている情報を探す方法です。日本看護協会のウェブサイトに掲載されている情報を，定期的にチェックしている人も多いでしょう。

③文献データベースによる検索

文献データベースとは，「文献を探すためのツール（道具）」のことです。医療系では，医中誌 Web が有名です。医中誌 Web は，授業で紹介されたり，職場に導入されたりすることが増えてきましたので，名前を聞いたことのある人もいるでしょう。

また日本看護協会の会員であれば，自由にアクセスできる最新看護索引 Web も看護に役立つ文献データベースです。この医中誌 Web や最新看護索引 Web などに代表されるデータベース検索では，すでに公表されている文献を探すことができます。この他にも，CiNii Articles や PubMed など多くの文献データベースがあります。

④図書館や書店での探索

調べ物をしたいとき，自分が通っている学校や職場の図書館（図書室）に出向いて，本棚にある図書や雑誌，視聴覚資料から必要な情報を探すこともあると思います。また，街の書店で，目的にかなう書籍を直接手に取りながら，吟味して買い求めることもあるで

✍医中誌 Web

国内で発行された医学・歯学・薬学・看護学及び関連分野の定期刊行物から収録した論文情報を検索することができる。42 頁参照

✍最新看護索引 Web

日本看護協会図書館で所蔵している国内発行の看護系雑誌等から，看護に有用と考えられるものを選び収録した論文情報を検索することができる。43 頁参照

✍CiNii Articles

日本国内の全分野の論文や雑誌記事を無料で検索することができる。27 頁参照

✍PubMed

米国国立医学図書館のコレクションをもとに作成された総合的なデータベースであり，医療分野に関する世界中の論文情報を無料で検索することができる。

しょう。最近では，ネットショッピングで書籍を入手する人も増えてきました。

⑤学会や研修に参加しながらの探索

専門職として自己研鑽を重ねる中で，学会や研修に参加する機会を通じて，より専門的な情報を入手することができます。

⑥人に尋ねながらの探索

意外に思われるかもしれませんが，よくよく意識してみると，わたしたちは人に尋ねることによって多くの情報を得ています。したがって，友人や同僚，先輩，教員，他の医療従事者など，人を通じて，今，自分に必要な学術情報を探すことも重要といえます。

4 早いうちに知っておくとよいこと

これまで，看護における学術情報探索の必要性や難しさについて説明してきました。Chapter1 の締めくくりとして，ぜひ知っておくとよいことについて，まとめておきたいと思います。

学術情報を探す際には，看護学の全体像（つまり，どのような知識体系によって構成されているか）を念頭に置き，時間の制約との兼ね合いの中で，手段や範囲を定めるとよいと思います。

さらに，手段や範囲にかかわる基本的知識としては，学術情報の特徴や，図書館サービスの利用法について，少しずつ慣れていくとよいでしょう。学術情報の具体的な探索方法については，Chapter2 で詳しく説明していきます。

また，得られた情報の質をどのように評価して，活用すべきかどうかを判断すればよいかについても，みなさんにとって重大な関心事だと思います。これについては Chapter3 で説明していきますが，学術情報の特性について基本的なことを知っていると，ある程度，確信をもって行動することができるようになると思います。

学術情報探索（いわゆる「文献検索」）が大切であることに異論を唱える人はいませんが，さらに深めて学術情報探索の各論部分については，まだ十分な教育が用意されているとはいえない状況です。

アクティブラーニングが重要視される中，これらのことは，学ぶための必須知識ですから，学生時代のカリキュラムにもう少し体系的に位置づけられることが強く望まれます。

文献

1) 日本図書館情報学会用語辞典編集委員会編：図書館情報学用語辞典第 5 版. p.33, 丸善出版, 2020.

Chapter 2

学術情報の探し方

Section 1

ウェブ上で探す

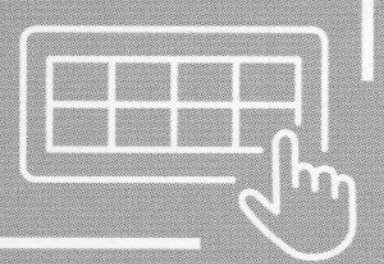

概観マップ

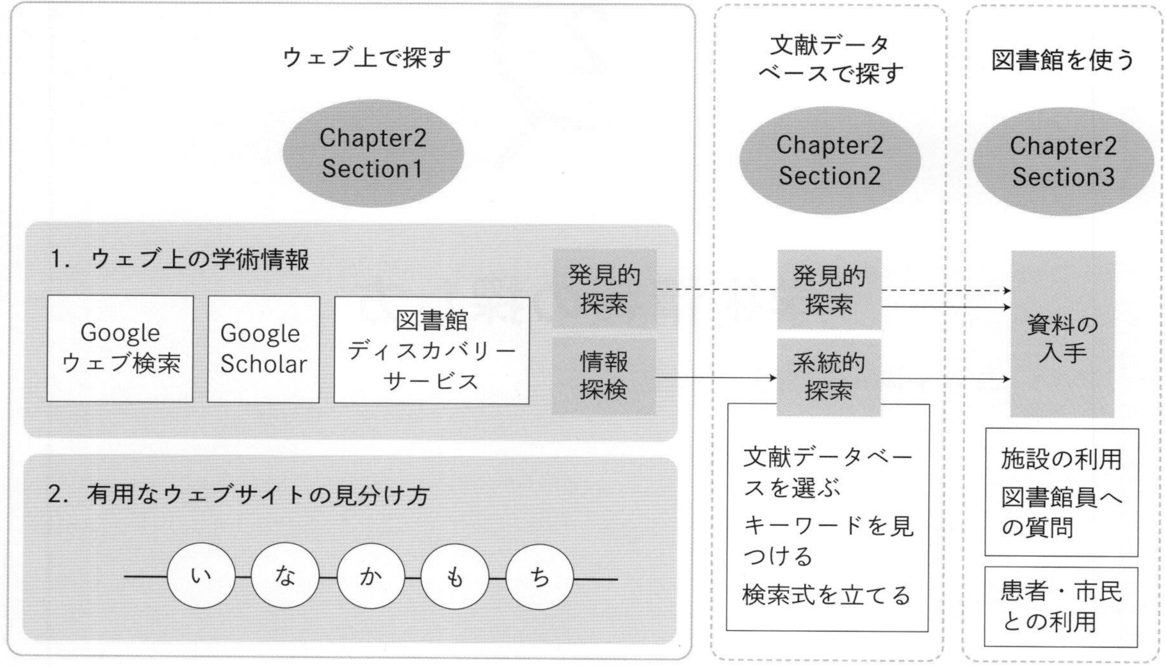

1 ウェブ上の学術情報

Chapter2 では学術情報の探し方を具体的に述べていきますが，まず，Section1 では，ウェブ上の幅広い情報を対象に求める情報を探す方法を解説します。

誰もが日常的に生活で必要となる情報をスマートフォンやパソコンで手早く調べる作業を行っています。簡単なレポートや臨床での小さな疑問は，このような方法で解決することが多いのではないかと思います。

また，研究を始めるときなど，網羅的に情報収集を行う必要がある場合であっても，とりかかる前にウェブ上で広く情報を探すことで，課題が次第に見えてきて，研究のアイデアが頭に浮かぶことがあります。特に，看護学は，社会の課題解決に関与すること，患者・市民の感覚から離れないことが求められます。最初の段階では，広い視野で，あまり先入観を持たずに自由に探してみましょう。

1 ▸ ウェブ上で学術情報を探すとき

a. 発見的探索

「情報探索」は「情報の世界を探って目的の情報を手に入れること」であり，「発見的探索」「系統的探索」に分けられます[1)]。このうち「発見的探索」は「該当するものの一部だけを見て選ぶ」方法，「疑問が解決したら終了する探し方」です。日常的でそれほど切実ではない疑問，誰もが知っていそうなことを確かめたいとき，短時間で解決するような問題などでは，このような探し方をします。ウェブ検索では，ほとんどの場合，この「発見的探索」を行っているのではないかと思います。

b. 情報探検

一方，「系統的探索」は「該当するものの全体を見て選ぶ」探し方です。「系統的探索」では，研究などの際に，課題と関連する分野の文献データベースを使って，網羅的に探します(Chapter2 Section2)。

系統的探索を行う前段階として，Google などの検索エンジンを使って，さまざまな検索のためのキーワードを試し，ウェブ上をさまよいながら，課題を探る作業をすることがあります。研究開始前など，最初から課題がはっきりしているわけではありません。そのようなときにウェブ上を広く探すことがあります。

「KJ 法」というブレインストーミングなどで発想されたアイデアなどを集約・統合する方法を編み出した川喜田は，何を探したらよいかはっきりせず，課題に関係がありそうな情報や必要らしいデータを探したりするプロセスを「探検」とよんでいます。「はじめからさがしものの見当がついている」場合を「探索」とよんで区別しています[2)]。この探検のプロセスには「内部」と「外部」があるとし，さらに「内部探検」は「内省」「思いだし」，「外部探検」は「間接情報探検」「直接情報探検」に分けています。まず「内省」は自分の問題意識や心の状態を探ること，「思いだし」は頭のなかに貯えられた知識や経験を探り，ことばにすること，としています。また「間接情報探検」は，関連領域の文献を読む，あるいは識者の意見をきくことであり，「直接情報探検」は，ある程度，研究の対象や場所が決まったところで，その現場に赴いて情報を収集すること，と述べています。

ウェブ上で課題を探る作業は，この４つのプロセスのうち「内省」「思いだし」と「間接情報探検」の間を行き来することといえるでしょう。

2 ▸ Google ウェブ検索

a. 検索エンジンの仕組み

Google などの検索エンジンでは，まずウェブクローラとよばれる巡回ロボットが世界中からウェブページの情報を収集します[3)]。次に収集した情報は，検索インデックスに登録してデータベース化します。Google の検索インデックスには何千億ものウェブページが登録されており，その容量は１億 GB を超えるとのことです。インデックスにウェブページが登録されると，そのページに含まれるすべての語がインデックスに追加されます。

最後にランキング（順位づけ）を行います。PageRank とよばれるアルゴリズムの総合得点によって，検索結果として表示される順位が決まります。さまざまな要因（ユーザーが検索のときに入力した単語，ページの関連性や有用性，ソースの専門性，ユーザーの位置情報や設定など）が検討されます[4)]。つまり，検索結果の順位は，検索する人，時や場所，好みによって常に変動しています。

世界的に最もよく使われている検索エンジンは Google であり，2020 年１年間における全てのデバイスでの利用状況を見ると，

Google (92.2 %), bing (2.3 %), Yahoo (1.5 %), その他 (4.0 %) という結果でした[5)]。日本での利用に限ってみても, Google (75.5 %), Yahoo (21.0 %), bing (3.1 %), その他(0.4 %) と, 大きなマーケットシェアを占めています[6)]。

b. キーワードの選び方

Google でウェブを検索するときは, 探す対象となる情報が膨大であるため, なるべくキーワードは多く入れるとよいでしょう。場合によっては, 文章やフレーズで検索します。ウェブページでよく見かける言い回しを使うことが有効で, 定義を調べたいときは「○○とは」と入れてみます。例えば, Google で「検索エンジンとは」と検索すると, 辞書サイトが最初に表示され, 同時に Wikipedia の記述が右に表示されます (**図 1**)。表示される結果はユーザーの検索傾向や時間や場所, 世界の情勢によって変動します。「コロナワクチンとは」と入れると, まずワクチン接種の状況などがグラフ化されて表示され, 厚生労働省の情報が表示されます (**図 2**)。こちらは 2021 年 10 月の検索結果ですが, ユー

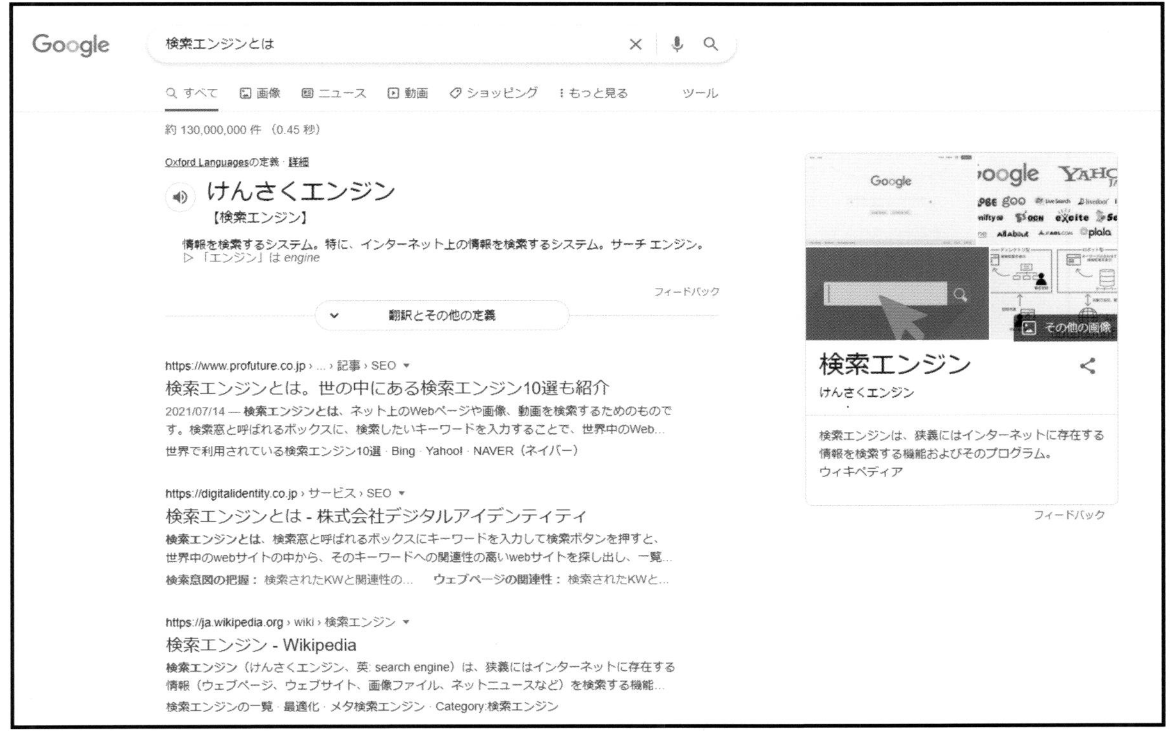
Google
検索エンジンとは
すべて
画像
ニュース
動画
ショッピング
もっと見る
ツール
約 130,000,000 件 (0.45 秒)
Oxford Languagesの定義 · 詳細
けんさくエンジン
【検索エンジン】
情報を検索するシステム。特に、インターネット上の情報を検索するシステム。サーチ エンジン。
▷「エンジン」は engine
フィードバック
翻訳とその他の定義
https://www.profuture.co.jp › ... › 記事 › SEO
検索エンジンとは。世の中にある検索エンジン10選も紹介
2021/07/14 — 検索エンジンとは、ネット上のWebページや画像、動画を検索するためのものです。検索窓と呼ばれるボックスに、検索したいキーワードを入力することで、世界中のWeb...
世界で利用されている検索エンジン10選 · Bing · Yahoo! · NAVER(ネイバー)
https://digitalidentity.co.jp › サービス › SEO
検索エンジンとは - 株式会社デジタルアイデンティティ
検索エンジンとは、検索窓と呼ばれるボックスにキーワードを入力して検索ボタンを押すと、世界中のwebサイトの中から、そのキーワードへの関連性の高いwebサイトを探し出し、一覧...
検索意図の把握: 検索されたKWと関連性の... ウェブページの関連性: 検索されたKWと...
https://ja.wikipedia.org › wiki › 検索エンジン
検索エンジン - Wikipedia
検索エンジン(けんさくエンジン、英: search engine)は、狭義にはインターネットに存在する情報(ウェブページ、ウェブサイト、画像ファイル、ネットニュースなど)を検索する機能...
検索エンジンの一覧 · 最適化 · メタ検索エンジン · Category:検索エンジン
その他の画像
検索エンジン
けんさくエンジン
検索エンジンは、狭義にはインターネットに存在する情報を検索する機能およびそのプログラム。
ウィキペディア
フィードバック

図 1　「○○とは」と入れた検索

ザーが検索している場所に応じて，自治体によるワクチン接種方法などの案内が上位に表示されました。

より適切な検索結果を得るために，検索結果に表れた文章・フレーズなどを入れて何回か検索を試みてチューニングします。結果のリストやリンク先のページを見て，内容が合致するウェブページでよく使われている言い回しや専門用語を抜き出します。検索し直すときは，キーワードをスペースで区切って検索してみてください。文章やフレーズでの検索より多くの結果が得られます。例えば「コロナワクチンは有効か」と検索した場合に4億1400万件がヒット，「コロナ　ワクチン　有効」と検索した場合の4億2700万件より少なくなります（図3）。また，厚生労働省などで使われている用語を入れて「コロナ　ワクチン　有効性」と検索するとヒット件数自体は減りますが，よりわかりやすく編集して結果が示され，むしろ得られる情報量が増えた形となります（図4）。

✍AND，OR，NOT
55頁参照

キーワードの組み合わせ方には，AND，OR，NOTがありますが（図5），スペースで区切ると基本的にAND検索をします。キーワードを入れれば入れるほど絞り込まれ，結果の件数が少なくなります。

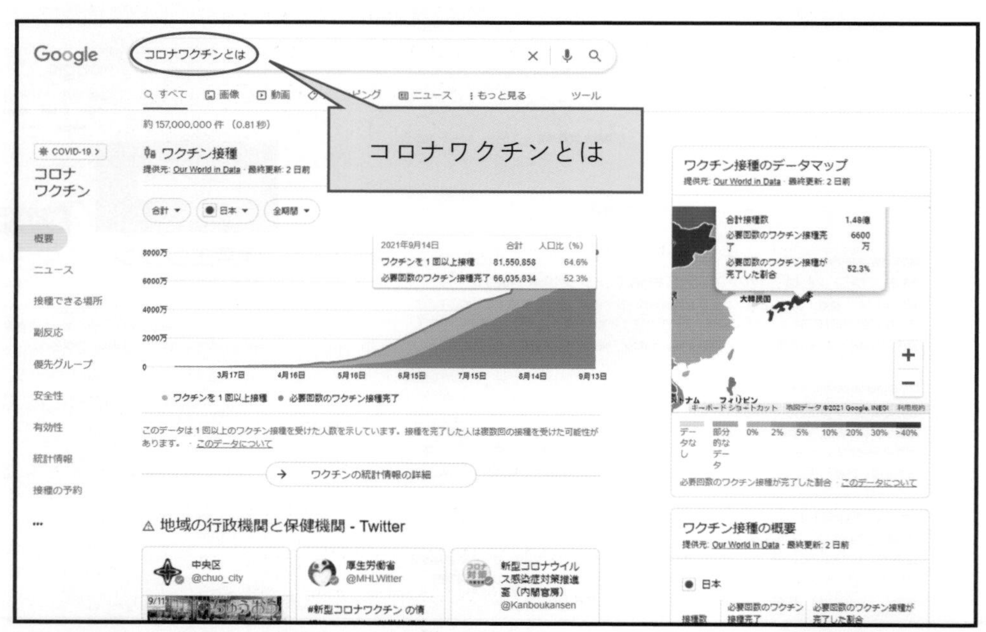

図2　「〇〇とは」と入れた検索

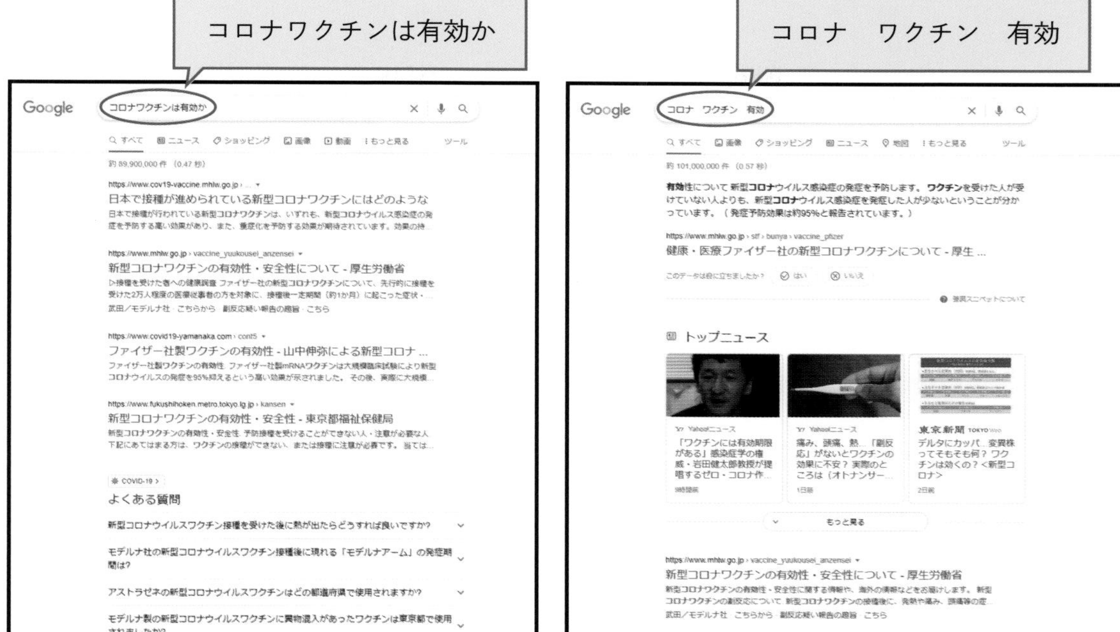

図３　文章での検索とキーワードでの検索の比較

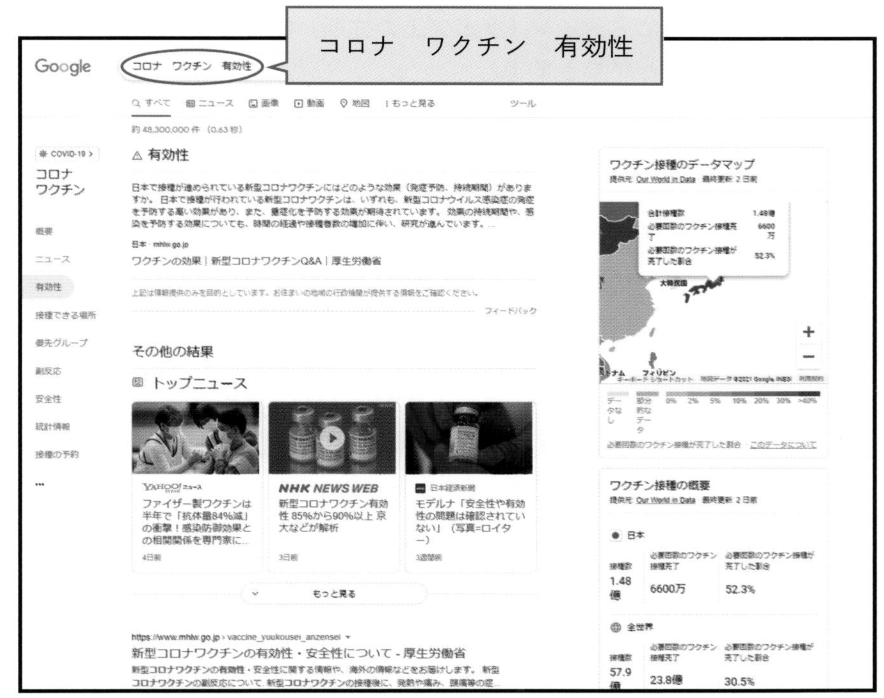

図４　専門用語をキーワードとした場合

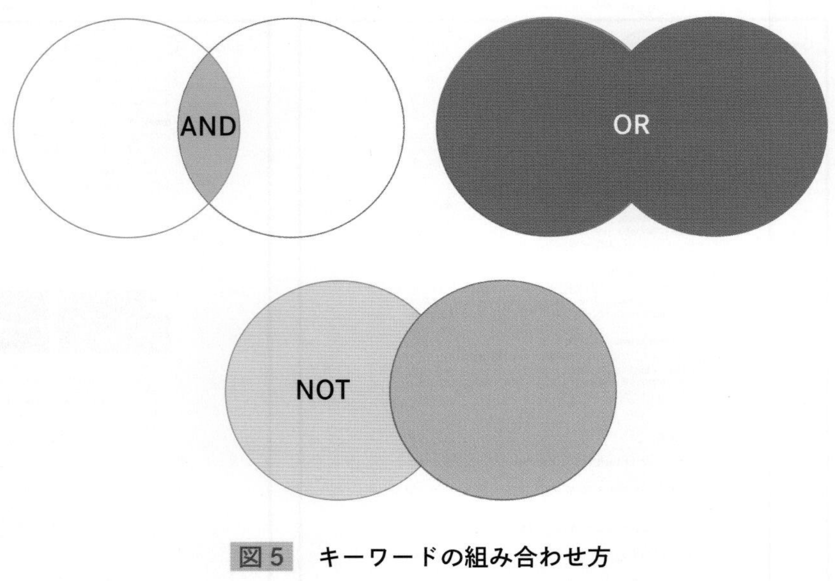

図5　キーワードの組み合わせ方

c. 絞り込み

キーワードの後ろに，スペースを入れて「site: ○○」として，○○部分にドメイン（ウェブ上の住所）を入れると，そのドメインで絞り込むことができます。

例えば，「代替医療 site:kotobank.jp」と入れると，ウェブ上の百科事典サイトである「コトバンク」で「代替医療」を検索したことになります（図6）。コトバンクは有用なサイトの一つですが，ページ内に広告が大きく入るため，サイトに移動して検索するより，このように検索したほうが情報が見やすい印象です。

「site:go.jp」と入れると政府機関のサイトに，「site:ac.jp」と入れると大学等の教育機関のサイトに絞り込むことができます。例えば「アロマテラピー」のように，専門家から一般市民まで，知識の深さや立場の異なる多様な人々が情報発信者になるようなテーマの場合，こうした絞り込みは有効です。「アロマテラピー　site:go.jp」と絞り込んで検索すると，厚生労働省による相補（補完）・代替療法のサイト（eJIM https://www.ejim.ncgg.go.jp/public/index.html）などがヒットしました（図7）。

また，ページが更新された期間で絞り込むことができます（図8）。検索結果で古い情報が上位にランクされる場合は，この機能を使って新しい情報と比較することが必要になるでしょう。

コトバンク

百科事典から，人名辞典，国語・英和・和英辞典，現代用語辞典や専門用語集など138タイトルを幅広く横断して検索できるサービス。

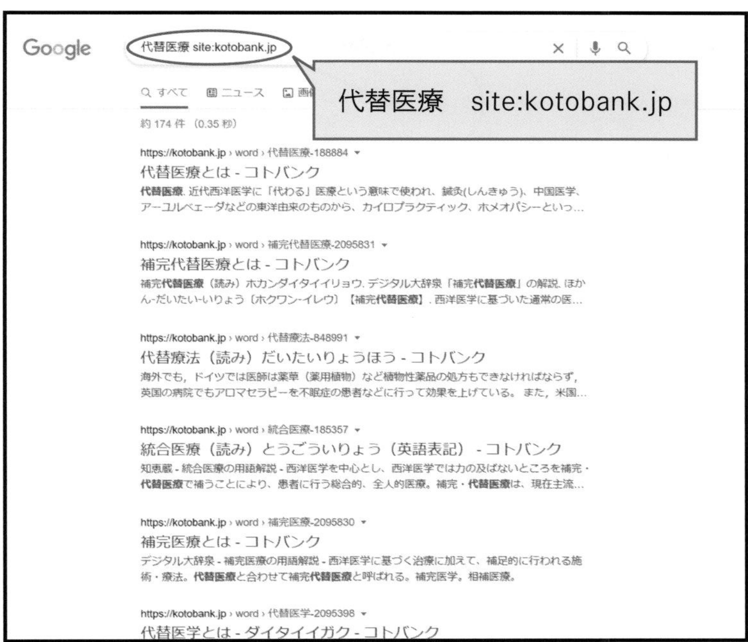

図6　「代替医療」を『コトバンク』のドメインで絞り込む

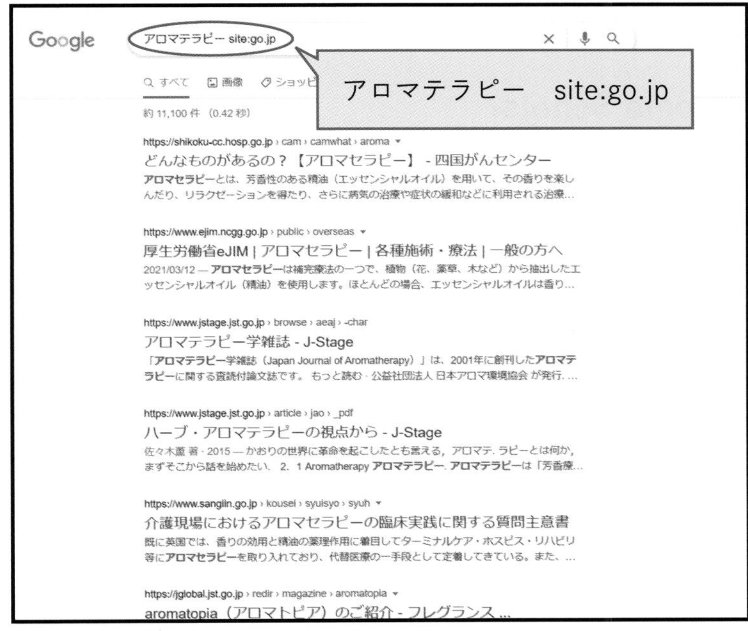

図7　政府機関のサイトで絞り込む

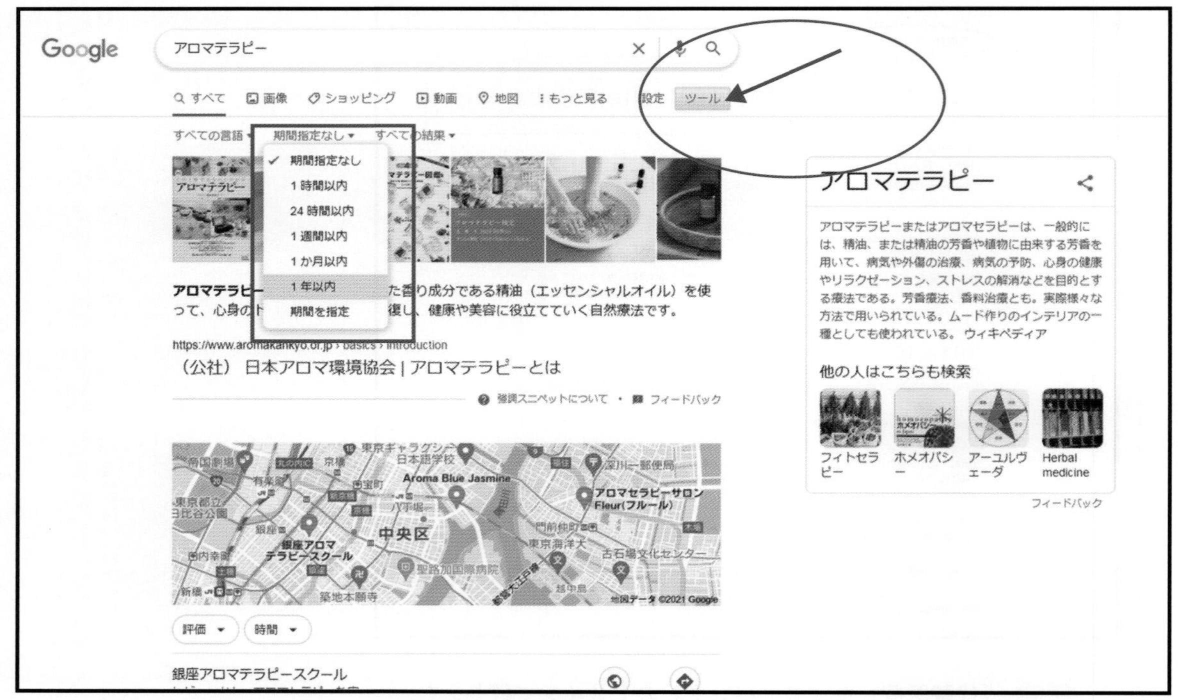

図 8　期間での絞り込み

3 ▸ Google Scholar

a. 通常のウェブ検索との違い

学術雑誌論文，学位論文，図書，抄録，判例などについて，出版社，学会や協会，機関リポジトリ，大学などのウェブサイトから，さまざまな分野・情報源を横断して，検索することができます。広い範囲を探すので，発見的探索に向いています。まさにトップページに掲げられた「巨人の肩の上に立つ」のことばのとおり，これまでの学術情報の蓄積の上に立って広く見渡すことができます。

通常のウェブ検索との違いは，まず，学術情報に絞って検索できること，ある文献に対し，関連文献や作品，文献データベースに収録された書誌情報，著者の情報や，出版・公開の状況などがまとめて調べられます。左上のハンバーガーメニュー（三本線のマーク）を開き（**図 9**），「検索オプション」を選ぶと，検索対象を記事全体か記事のタイトルかを選択したり，著者名，出典(雑誌名や出版元など)，出版年を指定して調べ

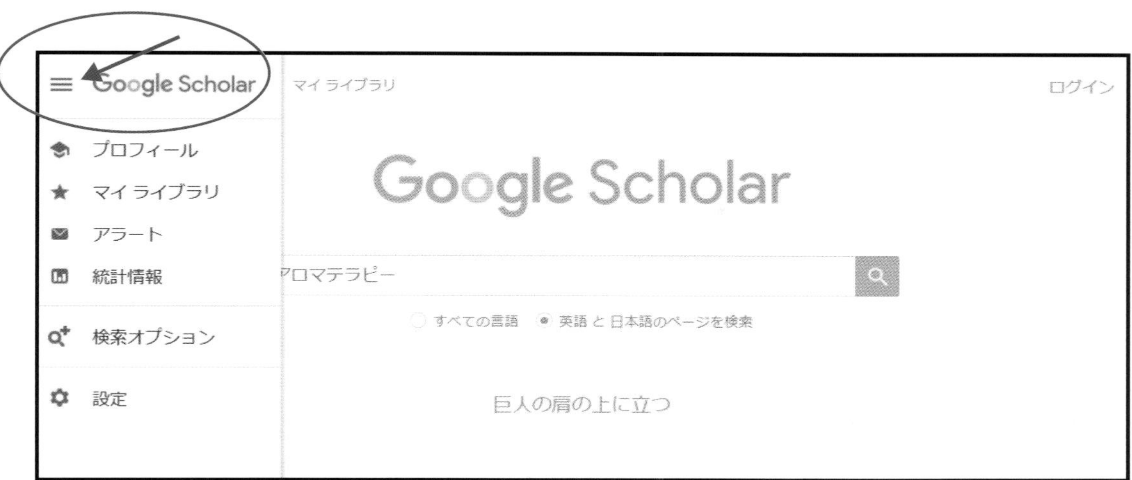

図 9　Google Scholar の設定メニュー

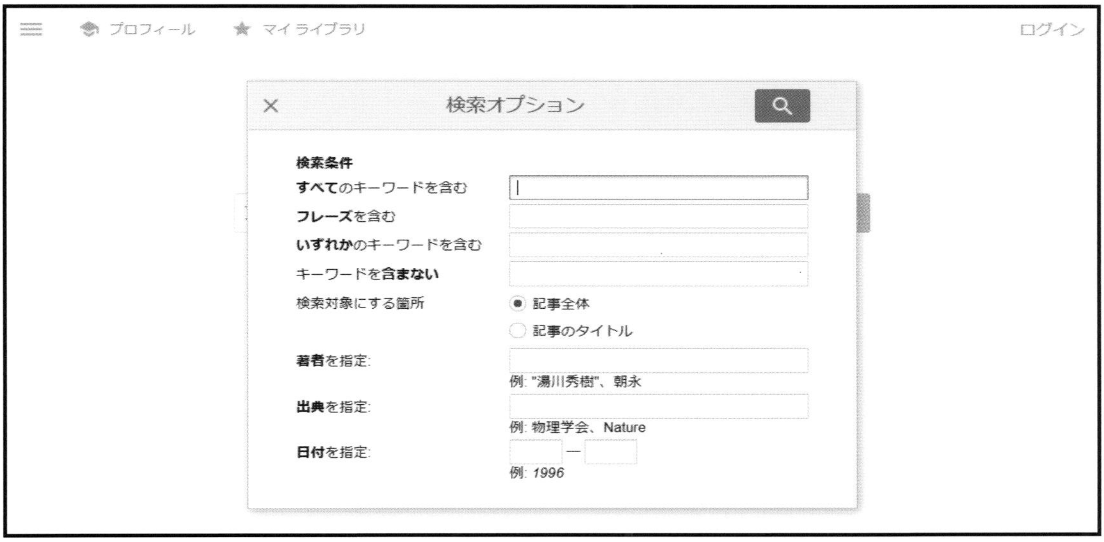

プロフィール　マイ ライブラリ　ログイン

検索オプション

検索条件
すべてのキーワードを含む
フレーズを含む
いずれかのキーワードを含む
キーワードを含まない
検索対象にする箇所　記事全体　記事のタイトル
著者を指定:　例: "湯川秀樹"、朝永
出典を指定:　例: 物理学会、Nature
日付を指定:　—　例: 1996

図 10　Google Scholar　検索オプション

ることができます(図 10)。

また，左上のハンバーガーメニューを開き「設定」を選ぶと，「検索結果」や「言語」など画面表示を自分なりに設定できます。文献管理ツール (EndNote, RefWorks など) へ書誌情報を直接インポートできるリンクや，大学・病院等の所属機関の図書館で契約する電子リソースへのリンクの表示が設定できます。

b. 設定

画面表示を自分なりに設定する方法として「文献情報マネージャ」と「図書館リンク」の 2 つの例をご紹介します。

まず「文献情報マネージャ」は，前述のメニューから「設定」を選び，次に「検索結果」を選んで設定します(図 11)。プルダウンメニューでは，書誌データを引用文献のリストに成形または管理するツールを「BibTex」「EndNote」「RefMan (Reference Manager)」「RefWorks」から選択できます。

また「設定」メニューから「図書館リンク」を選ぶと，Google Scholar の検索結果に，所属先の図書館で入手するためのリンク（リンクリゾルバ）を表示するための設定ができます(図 12)。所属機関の名前を入れてリンクが設定できるかどうかを検索します。所属機関のリゾルバが結果に表示されたらチェックして保存します。このほかに「Webcat Plus 図書館情報ナビゲータ」を選ぶと全国の大学図書館，国立国会図書館，全国の公共図書館などの所蔵へと案内するリンクが設定できます。

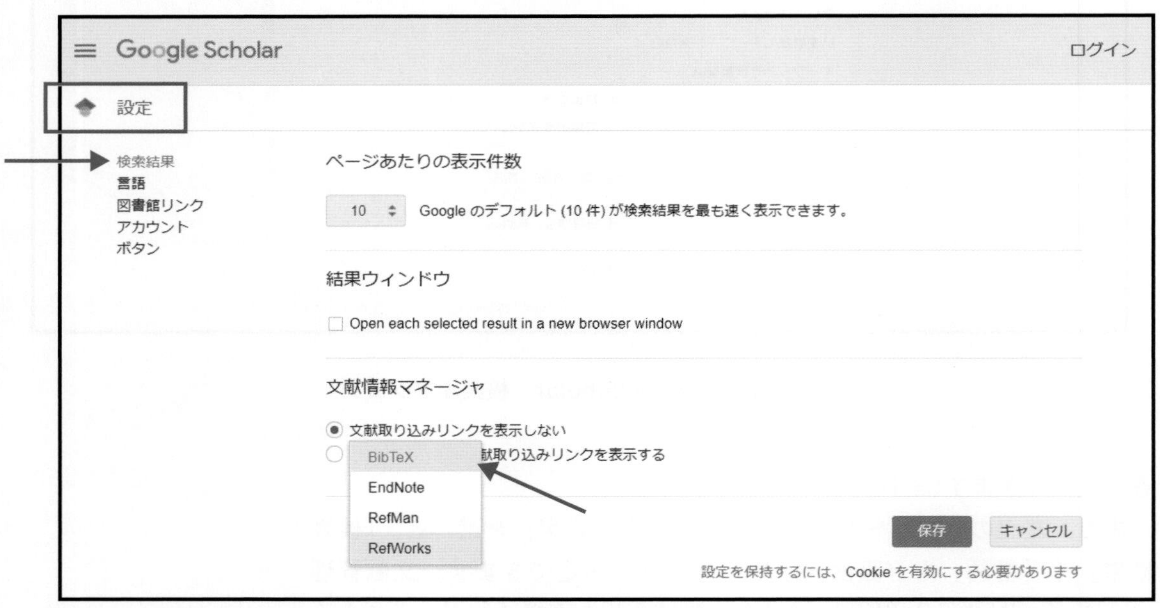

図 11　設定 > 検索結果 > 文献情報マネージャ

c. 検索結果の見方

検索結果を確認していると，少し古い論文が上位に表示されることがあり，意外に感じられることがあるかもしれません（図 13）。Google Scholar では，指定をしないと，被引用数の多さなどで算出される影響力の高さや，検索キーワードと一致する語の多さなどから算出される関連性などを勘案して表示されます。

新しい情報を表示したいときは，「期間」を指定した絞り込み，あるいは「日付順で並べ替え」ができます。画面左側（図 13 の①）のエリアで指定できます。ここでは「言語」のほか，検索対象とする情報に「特許を含む」か「引用を含む」かどうかを指定できます。ここでの「引用」は “citation” の日本語訳であり，論文などの引用文献のリストから収集された情報のほか，CiNii Articles や The Cochrane Library などの公開された文献データベースからの情報が含まれます。

画面右側（図 13 の②）のエリアには，本文が直接，入手できる場合にリンクが表示されます。各情報のタイトル（図 13 の③）は，その情報源へとリンクされています。末尾（図 13 の④）には，「☆（保存）」「”（引用）」「引用元」「関連記事」「全○バージョン」「○○に取り込む」のリンクが表示されます。

✍CiNii Articles

学協会刊行の学術雑誌，大学の研究紀要掲載の論文を収録。国立国会図書館の雑誌記事索引からの情報を追加して提供するデータベース・サービス。

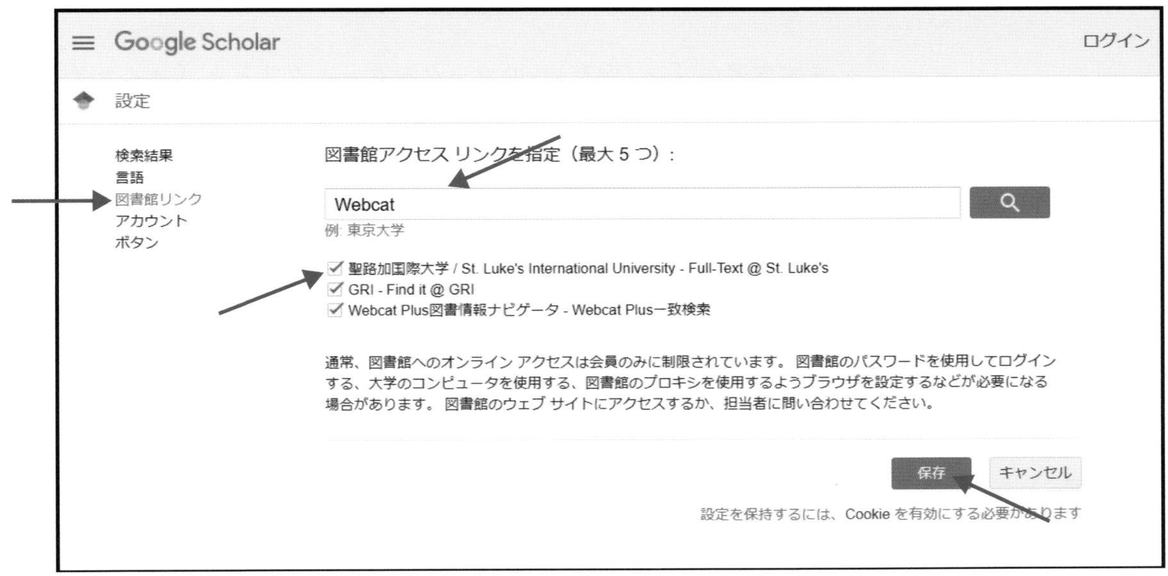

Google Scholar
ログイン
設定
検索結果
言語
図書館リンク
アカウント
ボタン
図書館アクセス リンクを指定（最大 5 つ）:
Webcat
例: 東京大学
聖路加国際大学 / St. Luke's International University - Full-Text @ St. Luke's
GRI - Find it @ GRI
Webcat Plus図書情報ナビゲータ - Webcat Plus一致検索
通常、図書館へのオンライン アクセスは会員のみに制限されています。図書館のパスワードを使用してログインする、大学のコンピュータを使用する、図書館のプロキシを使用するようブラウザを設定するなどが必要になる場合があります。図書館のウェブ サイトにアクセスするか、担当者に問い合わせてください。
保存
キャンセル
設定を保持するには、Cookie を有効にする必要があります

図 12　設定 > 図書館リンク

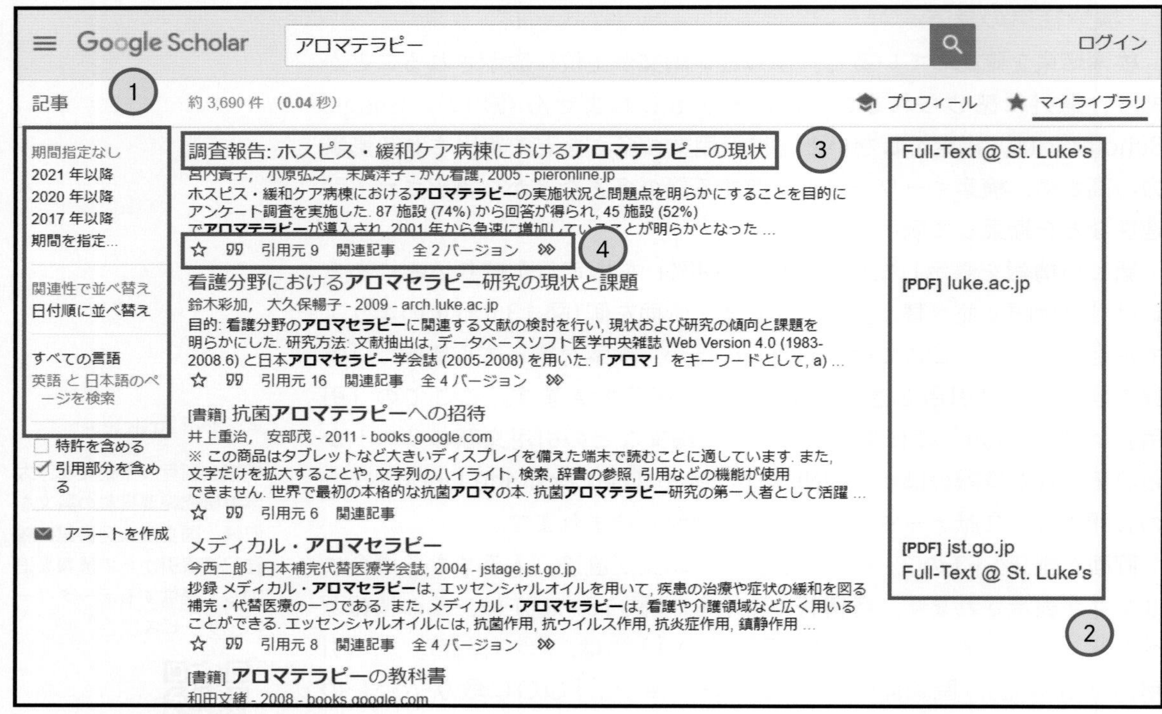

図 13　Google Scholar　検索結果一覧

✍The Cochrane Library

国際的な医療分野の研究評価プロジェクトであるコクラン共同計画が提供するデータベース。コクラン共同計画が作成するシステマティック・レビューや，さまざまな情報源から収集したランダム化比較試験の書誌・抄録を収録した，EBMに役立つデータベースの集合体。

まず末尾の「☆（保存）」のマークをクリックすると「マイライブラリ」に情報を保存します。保存した情報は「★マイライブラリ」（図 13 の右上の下線部）から確認できます。次に「”（引用）」のマークをクリックすると，引用文献のリストの形式（「MLA」「APA」「ISO690」）に変換します（図 14）。このいずれかをコピーして執筆中の文書に貼り付けることで簡単に文献リストを作れます。この画面では，書誌データを引用文献のリストに成形または管理するツール「BibTex」「EndNote」「RefMan（Reference Manager）」「RefWorks」へデータをインポートするためのリンクも表示されます。

末尾の「引用元」をクリックすると，この情報（論文等）を引用している情報（論文等）を表示できます（図 15）。「関連記事」をクリックすると，文中に含まれる語で一致するものが多い，ほかの情報を表示します（図 16）。この機能によって，一つの情報を起点として，関連する情報を探すことができます。

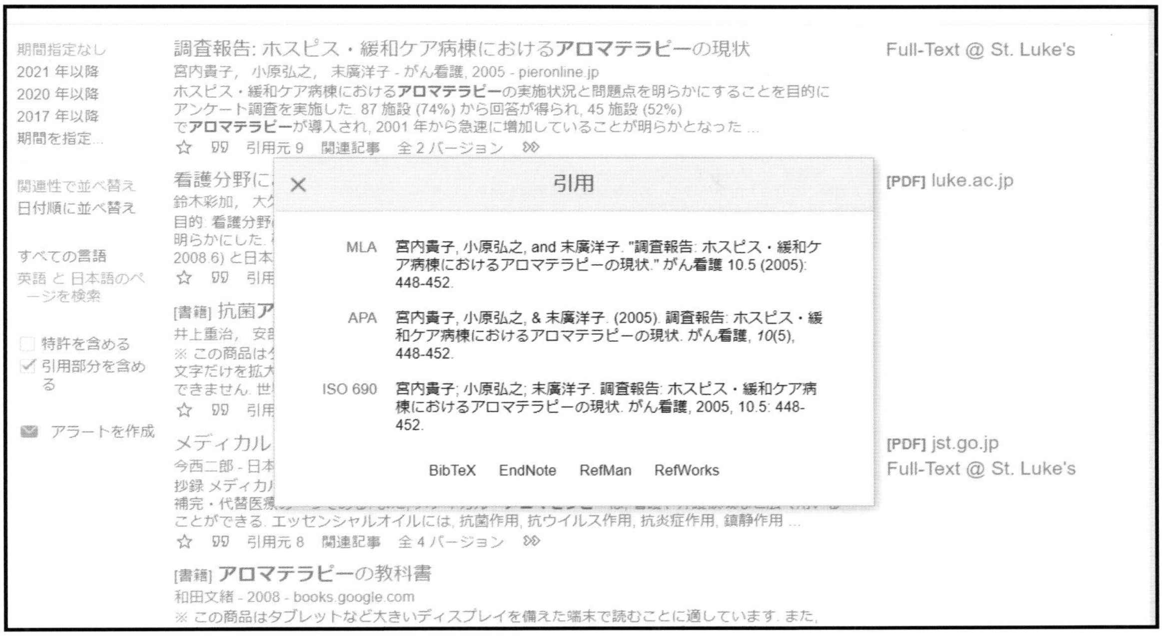

期間指定なし
2021 年以降
2020 年以降
2017 年以降
期間を指定...

関連性で並べ替え
日付順に並べ替え

すべての言語
英語 と 日本語のページを検索

特許を含める
引用部分を含める

アラートを作成

調査報告: ホスピス・緩和ケア病棟における**アロマテラピー**の現状　Full-Text @ St. Luke's
宮内貴子, 小原弘之, 末廣洋子 - がん看護, 2005 - pieronline.jp
ホスピス・緩和ケア病棟における**アロマテラピー**の実施状況と問題点を明らかにすることを目的にアンケート調査を実施した. 87 施設 (74%) から回答が得られ, 45 施設 (52%) で**アロマテラピー**が導入され, 2001 年から急速に増加していることが明らかとなった ...
☆ 99 引用元 9 関連記事 全 2 バージョン

看護分野に... [PDF] luke.ac.jp
鈴木彩加, 大久...
目的. 看護分野...
明らかにした. ...
2008.6) と日本...

引用

MLA 宮内貴子, 小原弘之, and 末廣洋子. "調査報告: ホスピス・緩和ケア病棟におけるアロマテラピーの現状." がん看護 10.5 (2005): 448-452.

APA 宮内貴子, 小原弘之, & 末廣洋子. (2005). 調査報告: ホスピス・緩和ケア病棟におけるアロマテラピーの現状. がん看護, *10*(5), 448-452.

ISO 690 宮内貴子; 小原弘之; 末廣洋子. 調査報告: ホスピス・緩和ケア病棟におけるアロマテラピーの現状. がん看護, 2005, 10.5: 448-452.

BibTeX EndNote RefMan RefWorks

[書籍] 抗菌ア...
井上重治, 安部...
※ この商品は...
文字だけを拡大...
できません. 世...

メディカル... [PDF] jst.go.jp Full-Text @ St. Luke's
今西二郎 - 日本...
抄録 メディカル...
補完・代替医療...
ことができる. エッセンシャルオイルには, 抗菌作用, 抗ウイルス作用, 抗炎症作用, 鎮静作用 ...
☆ 99 引用元 8 関連記事 全 4 バージョン

[書籍] **アロマテラピー**の教科書
和田文緒 - 2008 - books.google.com
※ この商品はタブレットなど大きいディスプレイを備えた端末で読むことに適しています. また,

図 14　「"（引用）」マークをクリック

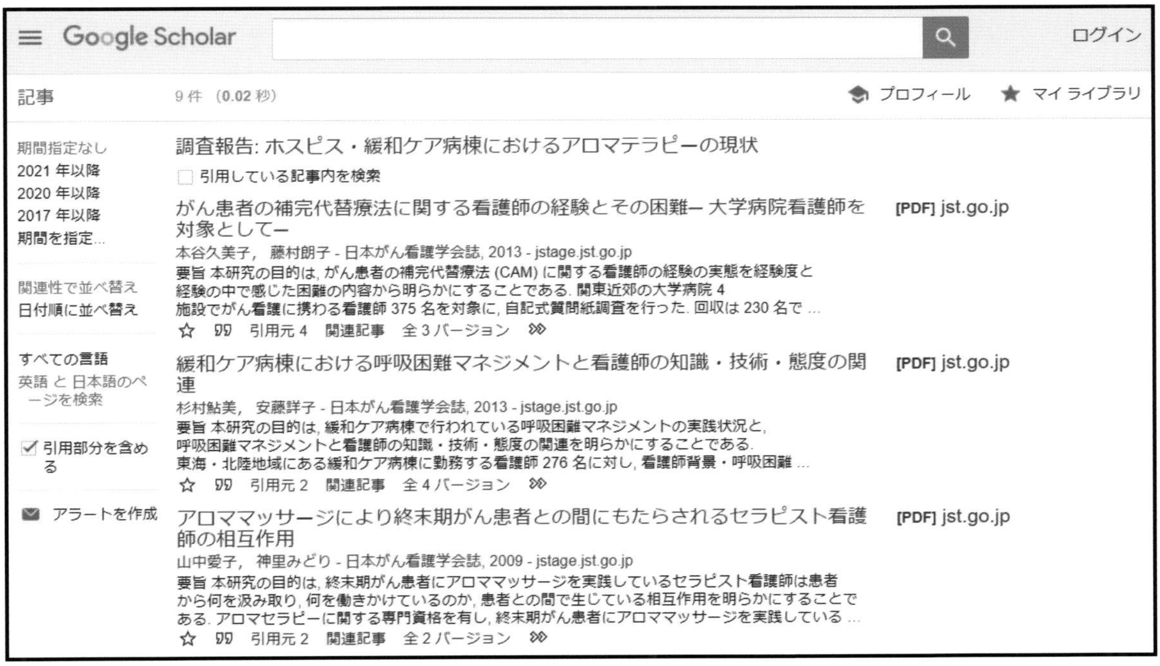

Google Scholar　ログイン

記事　9 件 (**0.02** 秒)　プロフィール　マイ ライブラリ

期間指定なし
2021 年以降
2020 年以降
2017 年以降
期間を指定...

関連性で並べ替え
日付順に並べ替え

すべての言語
英語 と 日本語のページを検索

引用部分を含める

アラートを作成

調査報告: ホスピス・緩和ケア病棟におけるアロマテラピーの現状
引用している記事内を検索

がん患者の補完代替療法に関する看護師の経験とその困難ー 大学病院看護師を対象としてー　[PDF] jst.go.jp
本谷久美子, 藤村朗子 - 日本がん看護学会誌, 2013 - jstage.jst.go.jp
要旨 本研究の目的は, がん患者の補完代替療法 (CAM) に関する看護師の経験の実態を経験度と経験の中で感じた困難の内容から明らかにすることである. 関東近郊の大学病院 4 施設でがん看護に携わる看護師 375 名を対象に, 自記式質問紙調査を行った. 回収は 230 名で ...
☆ 99 引用元 4 関連記事 全 3 バージョン

緩和ケア病棟における呼吸困難マネジメントと看護師の知識・技術・態度の関連　[PDF] jst.go.jp
杉村鮎美, 安藤詳子 - 日本がん看護学会誌, 2013 - jstage.jst.go.jp
要旨 本研究の目的は, 緩和ケア病棟で行われている呼吸困難マネジメントの実践状況と, 呼吸困難マネジメントと看護師の知識・技術・態度の関連を明らかにすることである. 東海・北陸地域にある緩和ケア病棟に勤務する看護師 276 名に対し, 看護師背景・呼吸困難 ...
☆ 99 引用元 2 関連記事 全 4 バージョン

アロママッサージにより終末期がん患者との間にもたらされるセラピスト看護師の相互作用　[PDF] jst.go.jp
山中愛子, 神里みどり - 日本がん看護学会誌, 2009 - jstage.jst.go.jp
要旨 本研究の目的は, 終末期がん患者にアロママッサージを実践しているセラピスト看護師は患者から何を汲み取り, 何を働きかけているのか, 患者との間で生じている相互作用を明らかにすることである. アロマセラピーに関する専門資格を有し, 終末期がん患者にアロママッサージを実践している ...
☆ 99 引用元 2 関連記事 全 2 バージョン

図 15　引用元(引用している論文) の表示

≡ Google Scholar　　　ログイン

記事　約 89 件（0.02 秒）　プロフィール　★ マイ ライブラリ

関連記事

調査報告: ホスピス・緩和ケア病棟におけるアロマテラピーの現状　Full-Text @ St. Luke's
宮内貴子，小原弘之，末廣洋子 - がん看護, 2005 - pieronline.jp
ホスピス・緩和ケア病棟におけるアロマテラピーの実施状況と問題点を明らかにすることを目的にアンケート調査を実施した. 87 施設 (74%) から回答が得られ, 45 施設 (52%) でアロマテラピーが導入され, 2001 年から急速に増加していることが明らかとなった ...
☆ 99 引用元 9 関連記事 全 2 バージョン

アロマママッサージにより終末期がん患者との間にもたらされるセラピスト看護師の相互作用　[PDF] jst.go.jp
山中愛子，神里みどり - 日本がん看護学会誌, 2009 - jstage.jst.go.jp
要旨 本研究の目的は, 終末期がん患者にアロマママッサージを実践しているセラピスト看護師は患者から何を汲み取り, 何を働きかけているのか, 患者との間で生じている相互作用を明らかにすることである. アロマセラピーに関する専門資格を有し, 終末期がん患者にアロマママッサージを実践している ...
☆ 99 引用元 2 関連記事 全 2 バージョン

研究報告: 看護師の代替的治療に対する意識　Full-Text @ St. Luke's
伊藤由里子，荒川唱子，岩崎紀久子，大薗七重 - がん看護, 2005 - pieronline.jp
[研究目的] がん患者の看護に携わっている看護師の代替的治療についての経験と, それに対する意識を明らかにする.[研究方法] 対象者は, がん看護の経験をもつ看護職者 251 名であった. 女性 249 名 (99%), 年齢は 22~ 60 歳, 平均年齢は 37 歳であった ...
☆ 99 引用元 3 関連記事 全 2 バージョン

がん患者の補完代替療法に関する看護師の経験とその困難ー 大学病院看護師を対象としてー　[PDF] jst.go.jp

図 16　関連記事の表示

また「全〇バージョン」は，一つの情報に対して，複数のバージョンが存在することを示しています。これは，Google Scholar がさまざまな情報源を横断的に検索することができるためで，一つの情報が複数の情報源に収録されている場合です。例えば「香りと医療」という文献は「全 2 バージョン」，一つは文献が掲載された学会誌のサイト（J-Stage）からの情報と，もう一つは文献データベース（CiNii Articles）からの情報です(図 17)。

✍J-Stage

電子ジャーナルプラットフォーム。国立研究開発法人科学技術振興機構（JST）が提供。国内の 1,500 を超える学協会や研究機関等が，3,000 誌以上の学術雑誌や会議録等の刊行物を公開。オープンアクセスの推進を目指し，低コストかつスピーディーな公開を支援。

✍OPAC

Online Public Access Catalog の略称。図書館がオンラインで公開している蔵書目録のこと。

d. 図書館が提供するディスカバリーサービス

Google Scholar のみで検索していると，大学・病院等の所属機関が契約する文献データベース，電子ジャーナルから入手できる研究論文等の情報が，Google の収集対象ではないために見落としてしまう，あるいは収集対象であっても一般向けの有料ページにリンクされ入手できないと思い込んでしまう可能性があります。そこで併せて図書館リソースを探す必要があります。

もし所属機関で図書館リソースを横断的に検索できるディスカバリーサービスが利用できるようでしたら試してみてください(図 18)。ディスカバリーサービスとは，通常は，OPAC，電子ジャーナル，データ

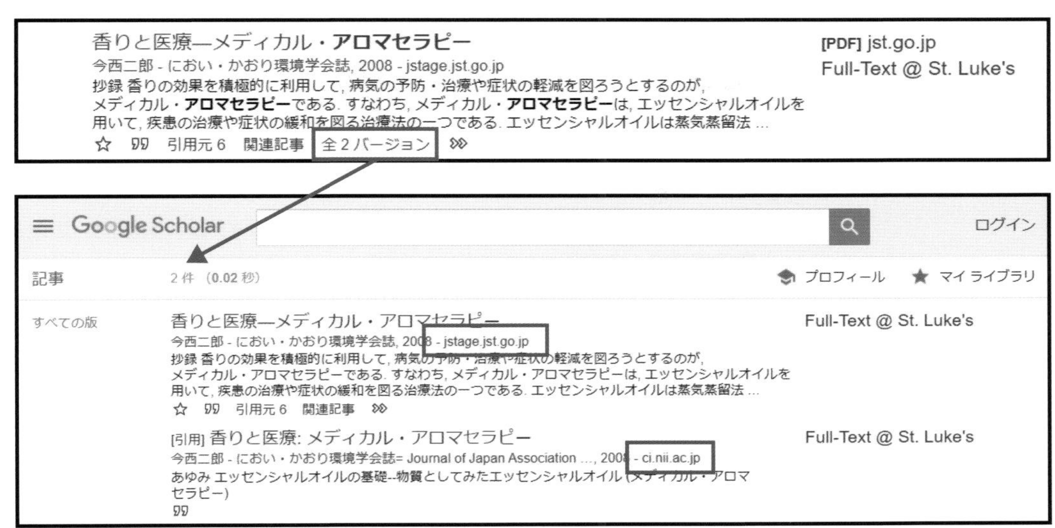

図 17　2 つのバージョン

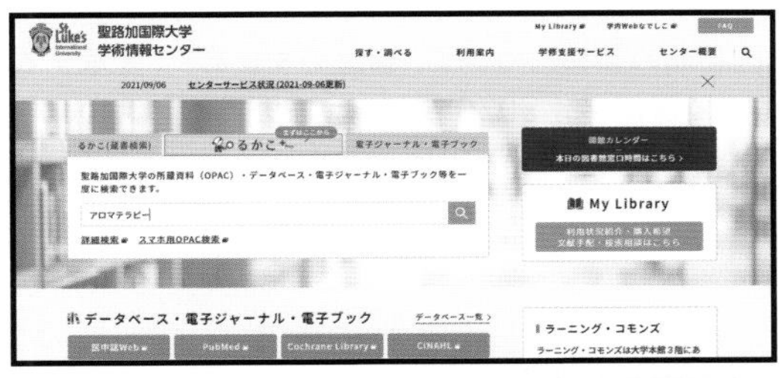

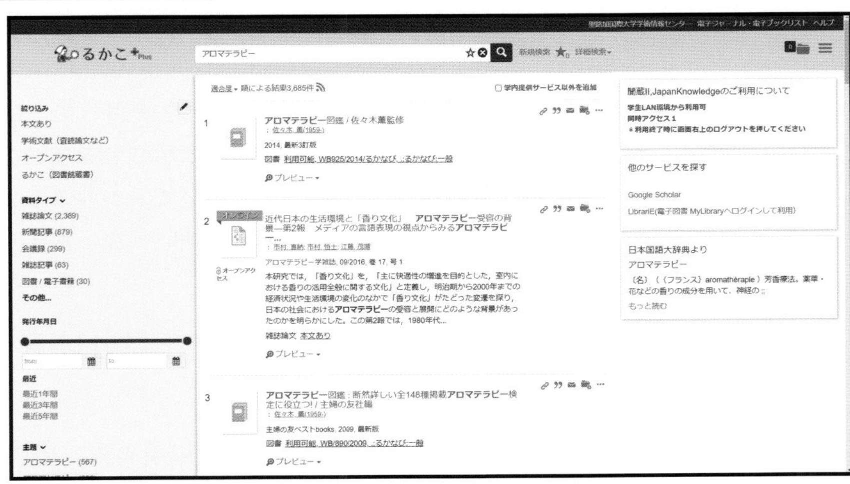

図 18　ディスカバリーサービス

ベース，機関リポジトリ等，収録対象や検索方法が異なるリソースを一括して検索できるサービスです[7)]。研究にとりかかる前に行う情報探検に向いています。

文献

1) 諏訪敏幸：看護研究者・医療研究者のための系統的文献検索概説．近畿病院図書館協議会，2013.
2) 川喜田二郎：続・発想法：KJ 法の展開と応用．中央公論新社，1970.
3) Google. (n. d.)：検索が情報を整理する仕組み．［ウェブサイト］https://www.google.com/intl/ja/search/howsearchworks/crawling-indexing/（検索日：2021 年 6 月 4 日）.
4) Google. (n. d.)：検索アルゴリズムの仕組み．［ウェブサイト］https://www.google.com/intl/ja/search/howsearchworks/algorithms/（検索日：2021 年 6 月 4 日）.
5) Statcounter：Search market share worldwide, Jan. - Dec., 2020.［ウェブサイト］https://gs.statcounter.com/search-engine-market-share/all/worldwide/2020（検索日：2021 年 6 月 6 日）.
6) Statcounter：Search market share Japan, Jan. - Dec., 2020.［ウェブサイト］https://gs.statcounter.com/search-engine-market-share/all/japan/2020（検索日：2021 年 6 月 6 日）.
7) 文部科学省：用語解説．大学図書館の整備について（審議のまとめ）：変革する大学にあって求められる大学図書館像．2020.［ウェブサイト］https://www.mext.go.jp/b_menu/shingi/gijyutu/gijyutu4/toushin/attach/1301655.htm（検索日：2021 年 6 月 18 日）.

2 有用なウェブサイトの見分け方

Google などの検索エンジンを使用して，広く発見的探索を行うと，何ページにもわたって情報が表示されます。大量な情報のリストから有用なものを見分ける視点について，ヘルスリテラシー学習拠点プロジェクト[1)]による 5 つのポイント「い・な・か・も・ち」から説明します。

1 ▸ 有用なウェブサイトを見分ける視点

a. いつの情報か

例えばケアの方法を探しているとき，参照したウェブページが古いと，より新しい適切な方法がある可能性があります。ウェブページの記事の作成日を確認してみましょう。例えば「国立がん研究センターがん情報サービス」の記事では，作成日だけではなく，更新履歴まで確認することができます(図 1)。

場合によっては，検索の際に，前項で述べたとおり，ページの更新期間や出版年などの限定を行い，検索できた情報と比較・検討します。

ウェブページのなかには，作成日や更新日がわからないことがあります。後述のとおり，ウェブページの信頼性への眼が厳しくなっていることから改善されると考えられます。特に，検索結果の一覧で，ウェブページ内にある PDF ファイルが単独で表示されることがあります。このとき，ウェブページの一部である PDF に作成日が書かれていないことのほうが多いようです。このようなときには，PDF が置かれているもとのページを確認します。もとのページには，次に述べる「**b.** なんのための情報か」「**c.** かいた人は誰か」などを確認するためにも必要です。文献を利用するときの注意事項などが書かれていることがありますので必ず確認します。

b. なんのための情報か

ウェブの情報は，いつでも誰でも手軽に情報発信ができます。検証を重ねた信頼性の高い情報や，アクセスしやすくて使いやすいインターフェイスを作るには，それなりの時間と労力がかかります。本当に価値がある情報は有料であることが多いのです。無料で簡単に入手できたと

✍がん情報サービス

「がん対策基本法」で示された「患者・家族・市民のためのがんの情報をつくり，届ける」ために，国立がん研究センターが「確かな」「わかりやすい」「役に立つ」がんの情報を提供。一般向けと医療関係者向けのページがある。

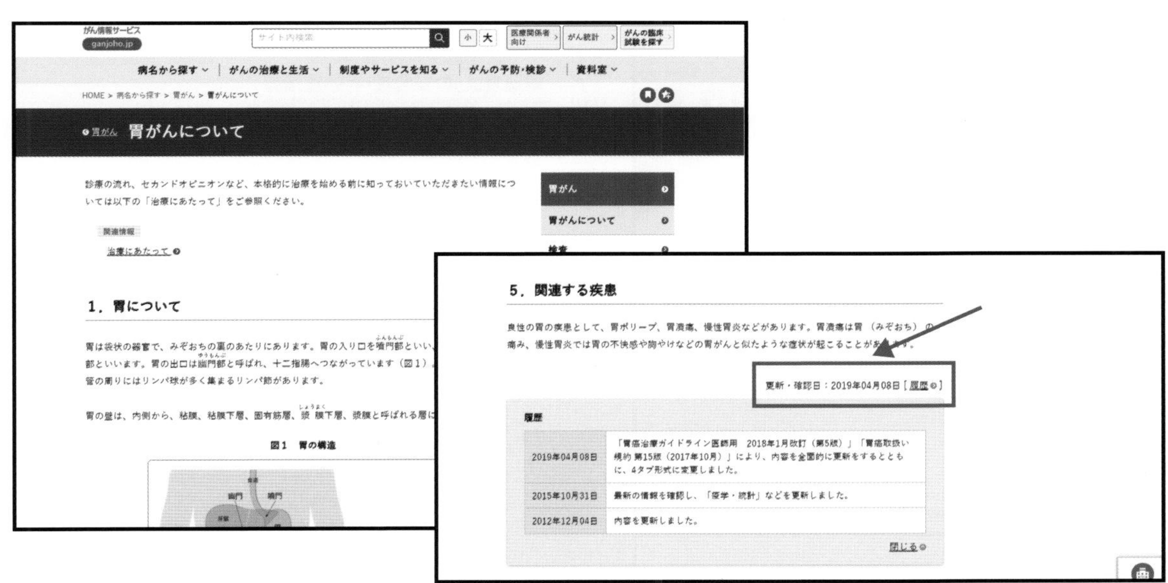
がん情報サービス
ganjoho.jp
サイト内検索
小 大
医療関係者向け
がん統計
がんの臨床試験を探す
病名から探す | がんの治療と生活 | 制度やサービスを知る | がんの予防・検診 | 資料室
HOME > 病名から探す > 胃がん > 胃がんについて
胃がん 胃がんについて
診療の流れ、セカンドオピニオンなど、本格的に治療を始める前に知っておいていただきたい情報については以下の「治療にあたって」をご参照ください。
関連情報
治療にあたって
胃がん
胃がんについて
1．胃について
胃の壁は、内側から、粘膜、粘膜下層、固有筋層、漿膜下層、漿膜と呼ばれる層に
図1 胃の構造
5．関連する疾患
良性の胃の疾患として、胃ポリープ、胃潰瘍、慢性胃炎などがあります。
更新・確認日：2019年04月08日［履歴］
履歴
2019年04月08日 「胃癌治療ガイドライン医師用 2018年1月改訂（第5版）」「胃癌取扱い規約 第15版（2017年10月）」により、内容を全面的に更新をするとともに、4タブ形式に変更しました。
2015年10月31日 最新の情報を確認し、「疫学・統計」などを更新しました。
2012年12月04日 内容を更新しました。
閉じる

図 1 記事の更新・確認日「がん情報サービス」

きなどは，そのウェブサイトが「なんの目的」で作られたかを考えてみましょう。何かの広告の一環である可能性もあります。

そこで，各記事のページのみではなく，ウェブサイトの目的が書かれたページを併せて確認してください。例えば『「健康食品」の安全性・有効性情報のサイト』の目的は，トップページの下部にある「このサイトについて」というリンクから確認することができます(図 2)。

c．かいた人は誰か

ウェブページの記事の執筆者や，ウェブサイトの運営者を確認します(図 3)。できれば各ページの記事ごとに執筆者が明記されていることが望ましいです。署名している人の記事への関わり方にはいくつか種類がありますが，主要な役割をより関与が深い順に並べますと，「著者」あるいは「執筆者」，「編者」「監修者」の順となります。専門家がどの程度，関わっているかも確認したい点です。

さらに，執筆者の氏名と所属は事実か，所属内での検索や名簿で確認できるか，専門分野が執筆内容にふさわしいかを調べます。できれば，関連する研究発表や実践報告など，活動状況も確認します。また，組織・団体が情報を発信している場合は，非営利の公的機関であるか，組

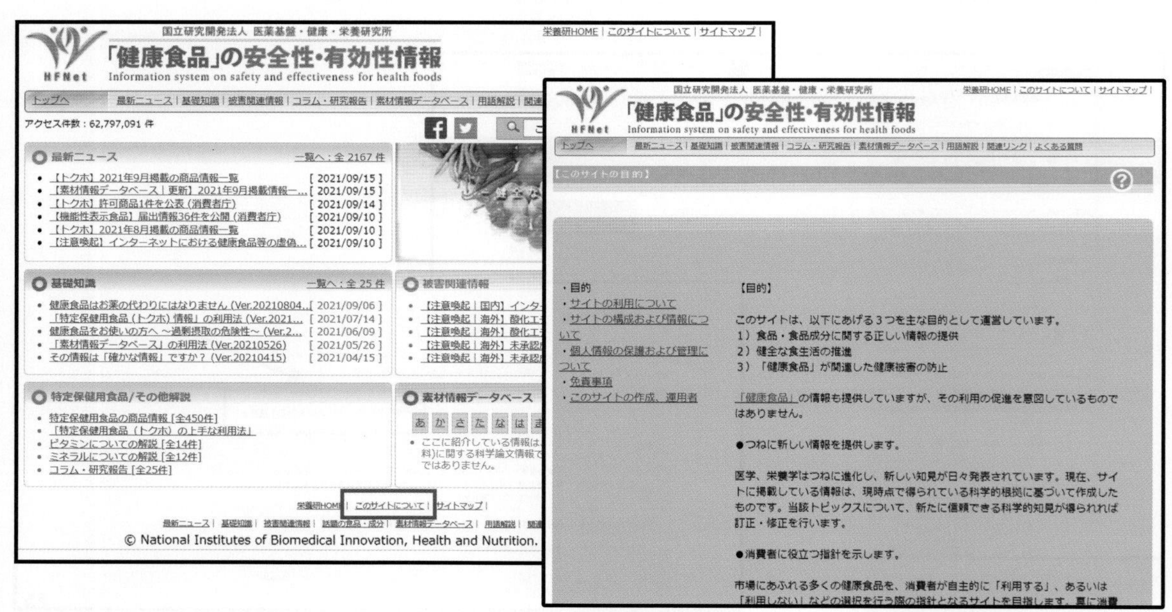

図 2　目的『国立研究開発法人医薬基盤・健康・栄養研究所「健康食品」の安全性・有効性情報』

織・団体の目的や，ウェブサイトの運営方法は明らかにされているかを調べます。匿名では信頼できる情報発信者であるかどうかを判断できません。

場合によっては，前項で述べたように，ドメインによって政府や教育機関に絞り込み，検索できた情報と比較・検討します。

d. もとの情報は何か

専門分野の研究論文（図 4）や具体的な調査データ（図 5）など，そこで述べられていることの根拠が示されているかを確認します。例えば，健康食品などのウェブサイトで，その効果を科学的な根拠ではなく，特定の個人や団体の意見や感想のみで示そうとしている場合には注意が必要です。

e. ちがう情報と比べたか

最後に，複数の情報と比べてみましょう。検索の結果，同時に表示された情報であっても，立場や専門の違いによって書き方や伝え方が違ってきます。また「a. いつの情報か」や「c. かいた人は誰か」などでお伝えしたように，絞り込みをして，表示される情報の違いを比較・検討することも重要です。

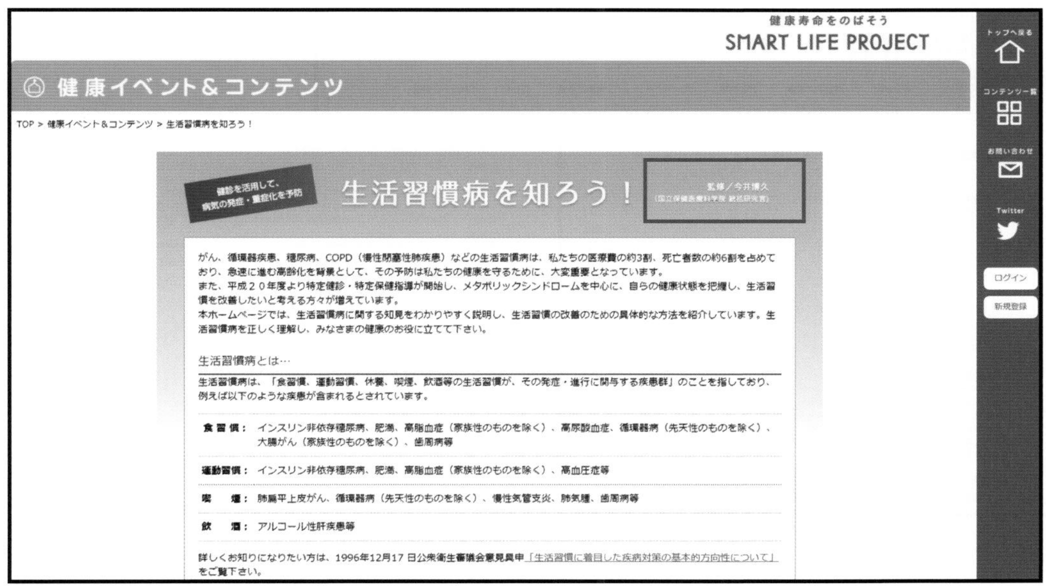
健康寿命をのばそう
SMART LIFE PROJECT
トップへ戻る
コンテンツ一覧
お問い合わせ
Twitter
ログイン
新規登録
健康イベント&コンテンツ
TOP > 健康イベント&コンテンツ > 生活習慣病を知ろう！
健診を活用して、病気の発症・重症化を予防
生活習慣病を知ろう！
がん、循環器疾患、糖尿病、COPD（慢性閉塞性肺疾患）などの生活習慣病は、私たちの医療費の約3割、死亡者数の約6割を占めており、急速に進む高齢化を背景として、その予防は私たちの健康を守るために、大変重要となっています。
また、平成２０年度より特定健診・特定保健指導が開始し、メタボリックシンドロームを中心に、自らの健康状態を把握し、生活習慣を改善したいと考える方々が増えています。
本ホームページでは、生活習慣病に関する知見をわかりやすく説明し、生活習慣の改善のための具体的な方法を紹介しています。生活習慣病を正しく理解し、みなさまの健康のお役に立てて下さい。
生活習慣病とは…
生活習慣病は、「食習慣、運動習慣、休養、喫煙、飲酒等の生活習慣が、その発症・進行に関与する疾患群」のことを指しており、例えば以下のような疾患が含まれるとされています。
食習慣：インスリン非依存糖尿病、肥満、高脂血症（家族性のものを除く）、高尿酸血症、循環器病（先天性のものを除く）、大腸がん（家族性のものを除く）、歯周病等
運動習慣：インスリン非依存糖尿病、肥満、高脂血症（家族性のものを除く）、高血圧症等
喫煙：肺扁平上皮がん、循環器病（先天性のものを除く）、慢性気管支炎、肺気腫、歯周病等
飲酒：アルコール性肝疾患等
詳しくお知りになりたい方は、1996年12月17日公衆衛生審議会意見具申「生活習慣に着目した疾病対策の基本的方向性について」をご覧下さい。

図 3　監修者「SMART LIFE PROJECT」

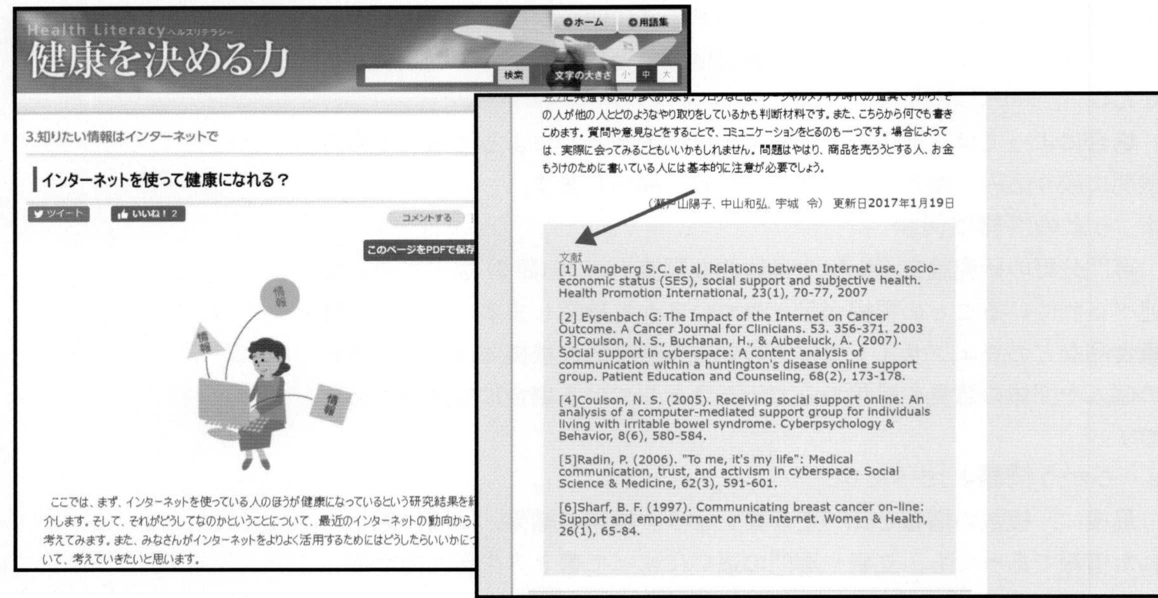

図4 記事の根拠となった文献「健康を決める力」

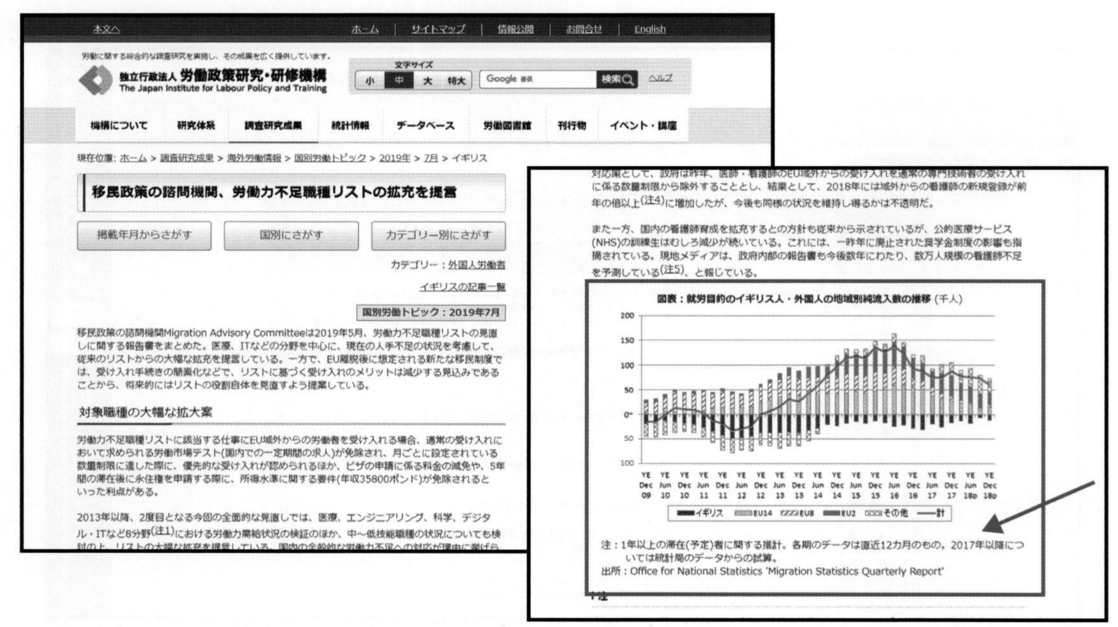

図5 記事の根拠となった調査データ「国別労働トピック（労働政策研究・研修機構）」

日頃から「e-Stat」「看護統計資料室」「e-Gov 法令検索」「Minds ガイドラインライブラリ」「医薬品医療機器総合機構」のような公的機関による確かな情報提供サイトを確認して，いつでも比較できるようにしてもよいでしょう。

ウェブ上の情報だけではなく，同じ分野の図書や学術雑誌論文に書いてある内容と比較することも有効です。「d．もとの情報は何か」でも確認した，記事の根拠となった引用文献を入手して読んでみてもよいでしょう。

さらに，治療やケアの選択など，複雑な問題を扱ったウェブサイトでは，一サイト内においても，問題解決のための選択肢が十分に示され，各選択肢に必ずある長所と短所の両方が提示されているか，が求められます。その情報の質を見極めましょう。

2 ▶ Google によるウェブサイトの評価

Google などの検索エンジンが表示する結果は，同じキーワード，同じ条件で行っても，検索日によって違います。新しい情報が追加されることはもちろんですが，検索の仕組みじたいが変更されることがあるからです。例えば，Google は，検索結果として上位に表示される情報が，質の高く検索時にユーザーが求めるものであるように，度々，アルゴリズムが変更されています。「E-A-T」，つまり「Expertise（専門性）」「Authoritativeness（権威性）」「Trustworthiness（信頼性）」という 3 つの視点から評価しているとのことです[2)]。

「Expertise（専門性）」は，主となるコンテンツの内容が詳しく，かつ専門的に述べられているものを指します。具体的には，コンテンツのテーマが統一されており，問題が解決できる，最新の情報が得られる，情報が網羅されている，といった，ユーザーにとって価値があるかどうかです。「Authoritativeness（権威性）」は，第三者から評価されているかどうかです。具体的には，他のサイトや SNS で紹介されリンクされている，サイトや運営者の情報が他のサイトや SNS で引用されている，というように，客観的なデータが指標となります。「Trustworthiness（信頼性）」は，コンテンツの独自性やウェブサイトの安全性，運営者への信頼性などを評価します。具体的にはウェブサイトが SSL 化（HTTPS）されている，運営者情報や企業情報などが明確に記載され存在が証明できる，などです。

e-Stat 政府統計の窓口

各府省が公表する統計データを一つにまとめ，統計データの検索をはじめとした，さまざまな機能を備えた政府統計のポータルサイト。

看護統計資料室

年 1 回発行される「看護関係統計資料集」のデータを公開。看護職の就業状況，要請状況の基本的な統計が確認できる。

e-Gov 法令検索

憲法・法律・政令・勅令・府令・省令・規則について，各府省が確認した法令データを提供。未施行の法令データについても，改正内容が反映された条文を施行予定日ごとに確認できる。

Minds ガイドラインライブラリ

無料で診療ガイドラインや一般向けの解説等が閲覧できるサービス。EBM 普及推進事業として厚生労働省からの委託を受け日本医療機能評価機構が提供。

医薬品医療機器総合機構

医薬品の副作用や生物由来製品を介した感染等や，医薬品や医療機器などの品質，有効性および安全性に関する情報の収集，分析，提供を行う。

特に医療は，Google が情報の質を重視する YMYL (Your Money, Your Life) 7 領域の一つであり[2)]，常にコンテンツが厳しく評価される順位の変動が激しい分野といえます。このような Google が果たしている役割と機能を踏まえ，日頃から自分が専門とする分野の情報に目を配り，感覚を養っておくことが重要であるといえるでしょう。

3 ▸ 評価の軸は「自分の問い」

ウェブ上での情報収集は短時間で大量の情報を得ることができますが，それだけに探しているうちに自分の問いを見失い，迷子になってしまうことが起こりがちです。Google などの検索エンジンのアルゴリズムにより最適化された形で結果が表示されるとはいえ，評価の軸として，自分の内部にある問いを意識してください。

Section1 で課題を探る段階である「情報探検」のプロセスには「内部探検」と「外部探検」があると述べました。「内部探検」は，自分の心の状態を見つめ，問題意識を探る「内省」と頭のなかにある知識や経験を探る「思い出し」の作業です。「外部探検」は公表されている情報を探す「間接情報探検」と専門家や当事者に話をきく「直接情報探検」の作業です。このプロセスを行き来しながら課題を明確にしていきます。ウェブ上での情報収集は，時間や場所の制約が少なく取り組める「間接情報探検」といえます。並行して「内部探検」の作業を繰り返し行っているともいえます。ウェブ上の情報は，情報収集の目的に適っているか，なぜ，自分はこちらの情報を選択して，あちらの情報は選択しなかったのか，と考えてみると内部にある問いがより明確になり，自分なりの判断基準となります。

また「検索しないで」得られる情報源をもつことも重要です。例えば日頃から図書館や書店を歩き回って興味を持った図書や雑誌を読んでみる，ときには専門家や当事者などの人から話をきく機会を持つ，などです。このような作業は，最初に述べたような研究の準備段階として特別に行うだけではなく，日常的に習慣づけて，情報を見分けるスキルをみがいてほしいです。

文献

1） 髙橋恵子ら：市民のヘルスリテラシー向上をめざした e ラーニング教材の評価：健康情報を入手する力に焦点を当てて．聖路加国際大学紀要，5，29-36，

2019. http://hdl.handle.net/10285/13287
2） Google： General guidelines.2020. [ウェブサイト] https://static.googleusercontent.com/media/guidelines.raterhub.com/ja//searchqualityevaluatorguidelines.pdf（検索日：2021年6月4日）.

Section 2

文献データベースで探す

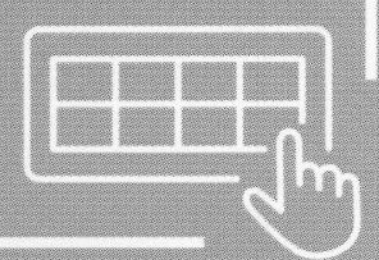

概観マップ

広くウェブを検索して自分の立ち位置（関連分野，文献など）を確認する
Section1
文献データベースを選択する
1 文献データベースとは
フレームワークを使って課題を明確にする
2 キーワードの見つけ方
さまざまな情報源からキーワードを集める
キーワードをグルーピングする
文献データベースをキーワードで検索する
3 検索式の立て方
同じグループのキーワードはOR検索をする
違うグループどうしを AND 検索する
この節の範囲
検索結果を確認
図書館で文献を入手
Section3
キーワードや，場合によっては課題を見直す
文献の評価・活用
Chapter3

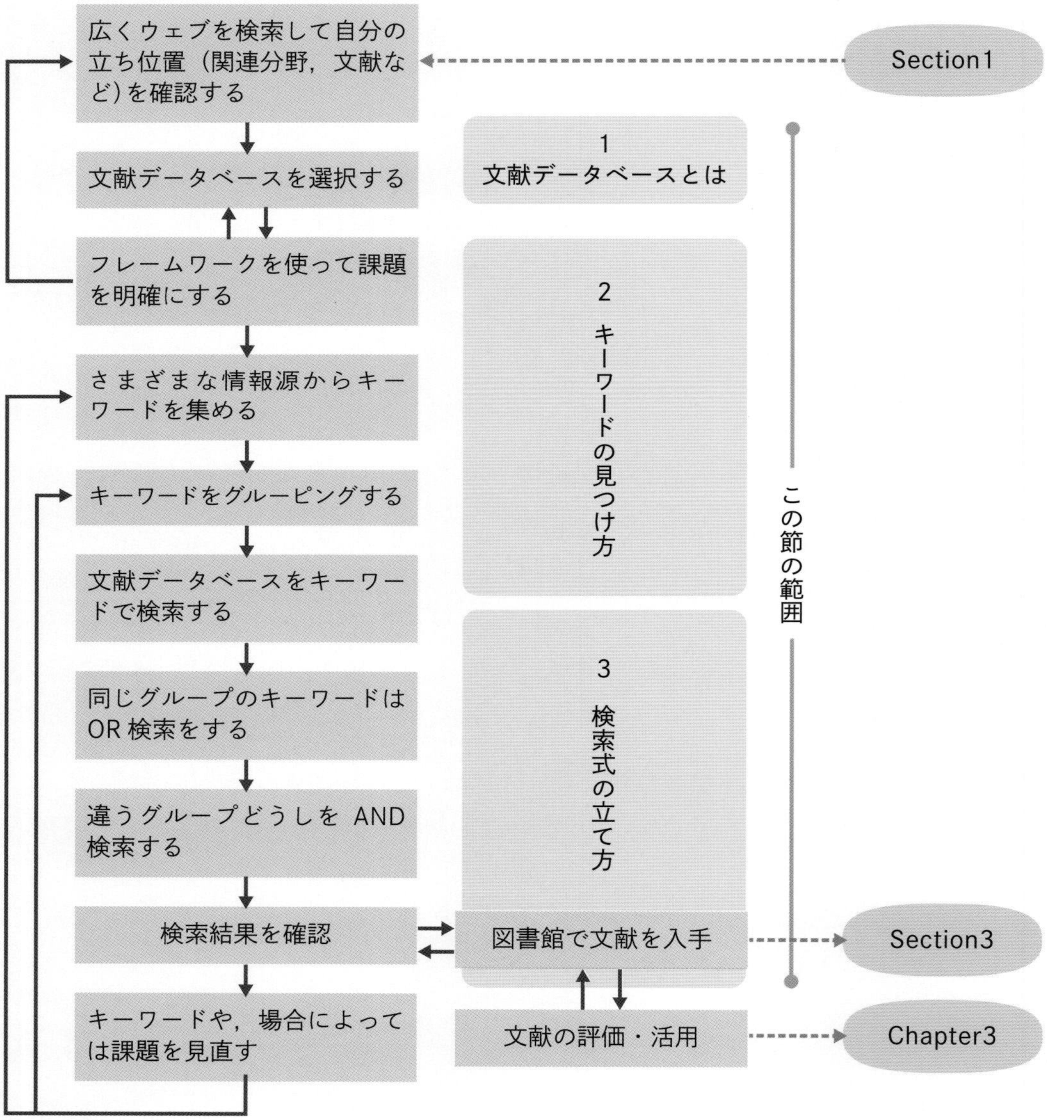

1 文献データベースとは

看護ケアの改善のためにエビデンスを探すとき，あるいは研究のために文献レビューをするときなどに，学術情報を網羅的に探すためには，文献データベースを活用する必要があります。本節では，文献データベースを使って系統的に検索する方法を案内します。

そもそもデータベースとは何でしょうか。例えば，わが国の著作権法では「論文，数値，図形その他の情報の集合物であって，それらの情報を電子計算機を用いて検索することができるように，体系的に構成したもの」（第 2 条 10 の 3）と定義されています。「電子計算機」とは古風な言い方ですが，コンピュータのことです。データベースと，Google などで行うウェブ検索との違いは，検索対象となるデータが，データベースの製作者により意図をもって集められ，一定のルールで整備されている点です。このため，データベースも一つの著作物といえ，著作権法でも定義されているのです。製作には時間とお金がかかり，価値の高いデータベースは，政策で維持されるような公共的なものでなければ，多くの場合，使用料が必要です。

データベースには，著作権法の記述にもあるように，文字情報だけではなく，数値情報や，画像，動画，音声情報などを収録したデータベースがあります。ここでは，文献の書誌情報・抄録などを収録した「文献データベース」について解説します。文献データベースを知り適切に選択する観点として，(1) 対象分野，(2) 対象文献の種類，(3) データの構成と機能，の三つがあります。

1 ▶対象分野

文献データベースには，その目的によって特定の分野の文献を対象に収録したものがあります。医学と保健・医療分野は，それを主題とする文献データベースが発達した分野といえます（表1）。evidence-based nursing（EBN）の高まりから，その必要性も高まっています。医療専門職として，日常的な問題解決や学習に活用したいものです。

✍医中誌 Web

医学関連分野の論文を探すには，まずアクセスするとよいデータベース。国内発行の，医学・歯学・薬学・看護学及び関連分野の定期刊行物，のべ約7,500誌から収録した約1,400万件の論文情報が検索可能。

2 ▶対象文献の種類

医学と保健・医療分野の文献情報を集めたデータベースに，例えばPubMedとThe Cochrane Libraryがあります。両者の大きな違いは，対象とする文献の種類です（表2）。PubMedは，医学とその関連領域の

表1　分野別にみた文献データベース

分野		主要なデータベース
医学と保健・医療分野	(国内)	医中誌 Web, 最新看護索引 Web
	(国外)	PubMed★, CINAHL, Embase, The Cochrane Library
心理学	(国外)	PsycINFO
教育学	(国外)	ERIC★
社会学	(国外)	Sociofile
特定の分野なし	(国内)	CiNii Articles★, CiNii Books★
	(国外)	Web of Science

★無料公開のデータベース

表2　PubMedとThe Cochrane Library

	PubMed	The Cochrane Library
データ作成者	National Library of Medicine （米国国立医学図書館）	Cochran （コクラン共同計画，世界的な医療関係者のボランティア組織）
システム提供者（アグリゲータ）	同上	Wiley（ワイリー，出版社の一つ）
収録対象	生物医学と保健・医療領域と，生命科学，行動科学，化学科学，生物工学等の関連分野の研究論文と電子図書の書誌データと一部全文データ*1	Cochranで作成されたシステマティックレビューの全文データと，その作成のために収集されたランダム化比較試験（RCT），比較臨床試験（CCT）である研究論文の書誌データ*2

＊1　https://pubmed.ncbi.nlm.nih.gov/about/
＊2　https://www.cochrane.org/ja/about-us

表 3　CiiNii Articles と CiNii Books

	CiNii Articles	CiNii Books
データ作成者 システム提供者	国立情報学研究所	同左
収録対象	学協会刊行物・大学研究紀要に掲載された学術論文と，国立国会図書館「雑誌記事索引」収録文献の書誌データ＊1	全国の大学図書館等が所蔵する図書や雑誌等の書誌データと各大学の所蔵状況のデータ＊2

＊1　https://support.nii.ac.jp/ja/cia/cinii_articles
＊2　https://support.nii.ac.jp/ja/cib/cinii_books

学術雑誌に掲載された論文の情報を収録しています。The Cochrane Library は，医学論文のうち，ランダム化比較試験のほか特定の研究デザインのものに絞って収録しています。

また，国立情報学研究所が提供する CiNii Articles と CiNii Books は，どちらも分野を限定しない文献データベースですが，対象とする文献の種類が違います(**表 3**)。CiNii Articles は国内発行の学術雑誌に掲載された個々の論文の情報，CiNii Books は国内の大学図書館が所蔵する図書や雑誌の情報を収録しています。

最新看護索引 Web

看護分野の雑誌記事を気軽に探すことができるデータベース。日本看護協会図書館で所蔵する国内発行の看護関連領域の雑誌・紀要等(928 誌) に掲載された文献の中から看護の実践・研究・教育に関する文献情報(258,244 件) を集めたデータベース(数字は 2021 年 2 月現在)。

(機関版)

(個人・日本看護協会会員)

3 ▸ データの構成と機能

a. シソーラス

特定の分野の文献情報を収録するデータベースでは，その分野でよく使われる用語を集めたシソーラスを管理して，各文献のデータとして登録し検索機能を高めています(**表 4**)。

「シソーラス」とは，用語をその上位 / 下位関係，同義，類義の関係

表 4　シソーラスの有無

シソーラス		データベースの例
あり	(国内)	医中誌 Web
	(国外)	PubMed, CINAHL, Embase, The Cochrane Library★, PsycINFO, ERIC
なし	(国内)	最新看護索引 Web, CiNii Articles, CiNii Books
	(国外)	Sociofile, Web of Science

★　米国医学図書館件名標目表 (MeSH) を使用

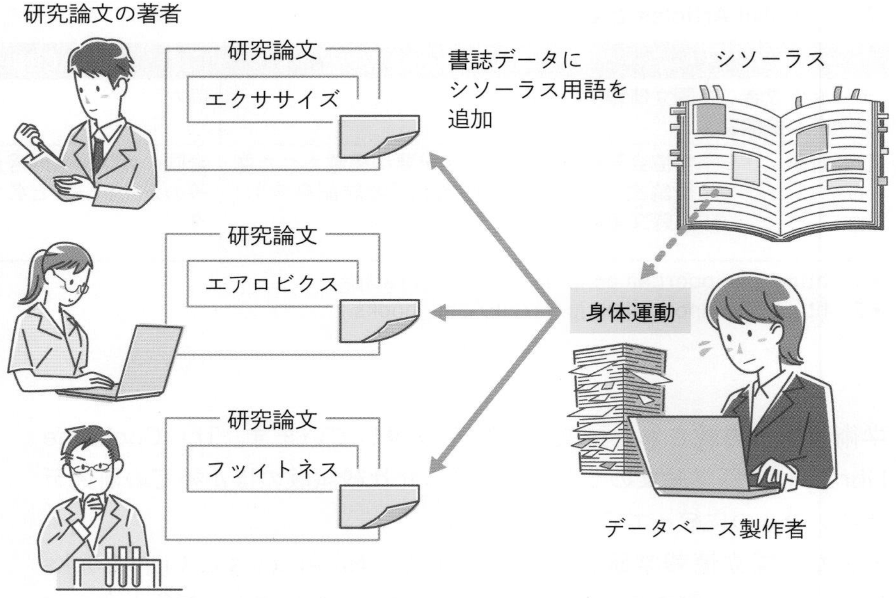

図 1　索引作業：研究論文の書誌データにシソーラス用語を追加

により体系づけた用語集です。例えば，医中誌 Web は「医学用語シソーラス」を持ち，それを仲介させることで検索もれを防いでいます。

仮に「糖尿病予防への運動の効果」について知りたいと考えたとします。「運動」とは何でしょうか。個々の研究では「エクササイズ」や「フィットネス」と表現されたり，また「エアロビクス」など特定の運動について検証されたりします。データベース製作者は，このような研究論文のデータを医中誌 Web に登録する際，シソーラスにある決まった用語，この場合は「身体運動」を選んで書誌データに追加しておきます（図 1）。一方，データベース利用者は，検索するときに思い思いにキーワードを入力します。医中誌 Web では，入力されたキーワードに該当するシソーラスの用語と結びつけ追加して検索する機能（マッピング機能）があります（図 2）。マッピング機能によって，データベースの利用者は「エクササイズ」と入れて検索しても，「身体運動」というシソーラス用語を介して「エアロビクス」や「フィットネス」の研究論文のデータにアクセスすることができます。

シソーラスの構築や維持には用語を一貫性をもって体系化する必要があり，分野を特定しないと実現が難しいといえます。例えば，CiNii

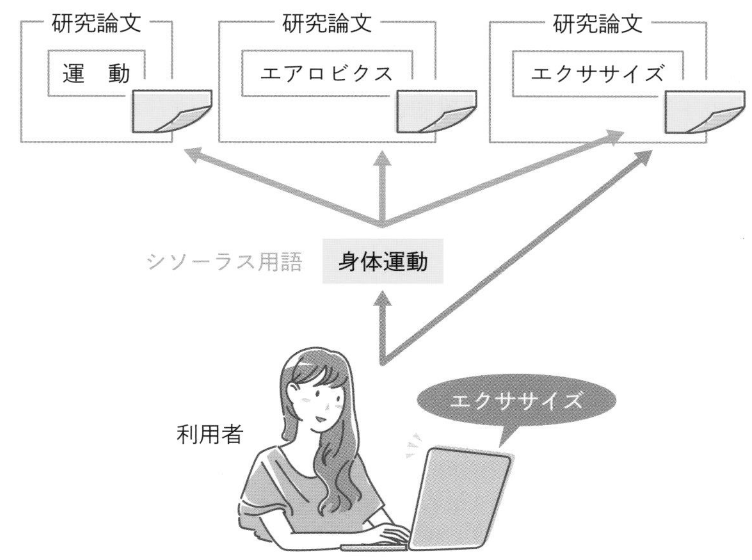

図 2　マッピング機能：入力したキーワードにシソーラス用語を加えて検索

Articles は，分野を特定しない文献データベースであり，シソーラスをもっていません。このため，CiNii Articles で，医学と保健・医療分野の文献を検索することはできますが，より精緻に検索できるのは，医中誌 Web であるといえます。

b．引用情報

文献の電子化が進みウェブ上で入手が可能な場合が増えるにつれ，ほかのリソースへのリンクを備えるようになりました。例えば，医中誌 Web や PubMed は文献の書誌データのみを収録したデータベースですが，書誌データの横に全文データへのリンクが表示されます (**図 3**)。CiNii Articles は，全文データへのリンクのほかに，CiNii Books と連携し，全国の図書館で入手できるところを調べることができ，電子化されていないものにも対応することができます(**図 4**)。

c．全文データ・入手情報へのリンク

ある文献について登録されるデータが多いほど，その文献が検索される確率が高まります。文献の内容を表すシソーラスの用語を登録することは，その一つの方法です。別の方法に，その文献の引用文献のデータを登録することがあります。代表的なものに，巨大な引用文献データ

Web of Science

自然・社会・人文の科学をまたぐ 254 の専門分野の学術雑誌や図書から書誌 1 億 6,100 万件に抄録と引用の情報を加えて収録したデータベース。クラリベイト・アナリティクス社提供。このような引用文献データベースでは，ある研究論文が，いつ，どの程度，ほかの研究論文から引用されているかが調べられる。

ベース Web of Science があります。毎年，学術雑誌ごとに掲載論文の年間で引用される回数の平均値を算出して発表しています。この値，インパクトファクターが学術雑誌の影響力を示す指標となるなど別の価値を生んでいます。

医中誌 Web の詳細画面例

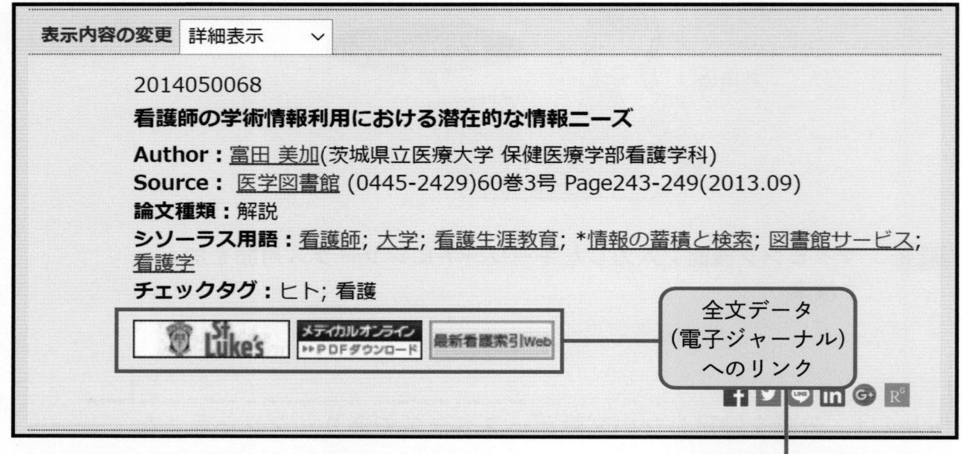

PubMed の詳細画面例

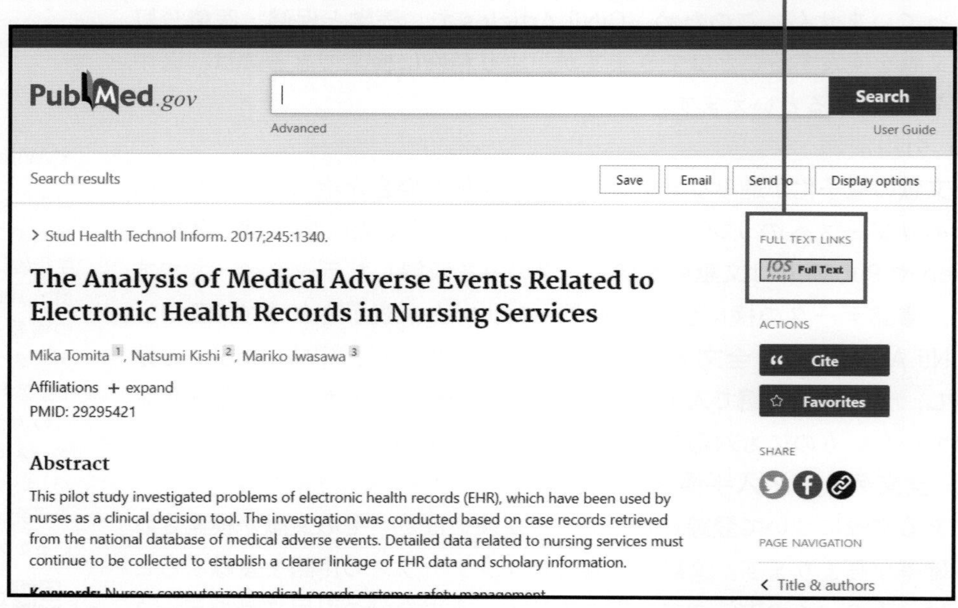

図 3　全文データへのリンク

世界的な引用情報のデータベースとしては，Web of Science のほかに Scopus があります。国内では，CiNii Articles で一部のデータに引用情報が追加されるようになりました。今後，収録範囲を広げ情報が蓄積されることが望まれます。

✍Scopus

全分野の学術雑誌 26,042 誌，図書 237,000 タイトル等から書誌 8,200 万件に抄録と引用の情報を加えて収録したデータベース。エルゼビア社が提供。

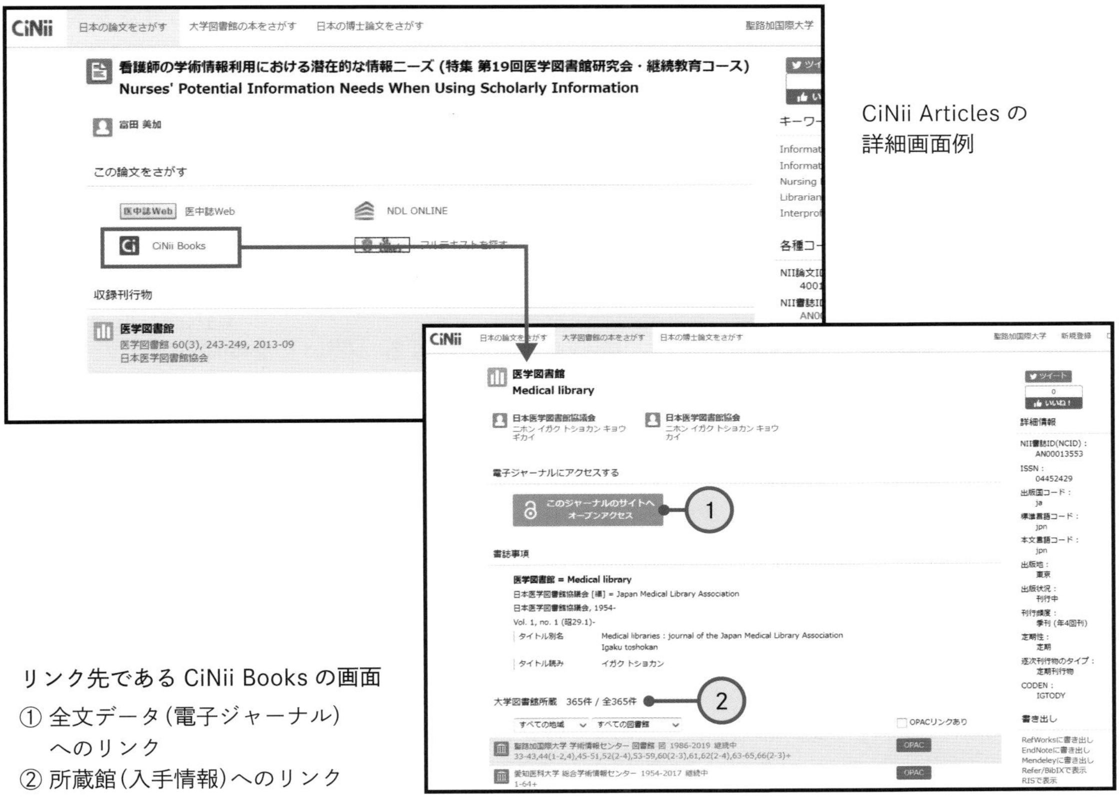

CiNii Articles の詳細画面例

リンク先である CiNii Books の画面

① 全文データ（電子ジャーナル）へのリンク

② 所蔵館（入手情報）へのリンク

図 4　CiNii のデータベース間のリンク

2 キーワードの見つけ方

文献検索の悩みとして「キーワードが思いつかない」という声をききます。系統的探索で有効なキーワードを見つけるためには，その前段階として，ウェブ上のリソースなどの間をさまよいながら「情報探検」をします（17 頁参照）。情報探検をするうちに，自分の頭のなかに貯えた経験や知識がことばになり，次第に探したい課題や，自分の立ち位置，つまり関連する学問分野などが見えてきます。

この Section では，その後，より課題を絞り込み，問いを立て，系統的探索を行うために有効なキーワードを見つけるための方法を説明します。まず，フレームワークなど「問いを立てる手がかり」について述べた後，キーワードをより有効なものにするための 3 つの情報源である「手元にある文献」「パイロット検索の結果」「シソーラス」を紹介します。

1 ►問いを立てる手がかり――フレームワークにあてはめる

医療分野では，臨床や研究における「問い」を明確化するための様々なフレームワークが考案されています。EBM でよく使われる「PICO」は，臨床で特定のケアプログラムなどに効果があるか，という問いに向いています。また，ある状況に置かれる，リスクに曝されることによってどのようになるか，という場合には「PECO」です。

「PICO」と「PECO」の違いを「ラジオ体操」の例で説明しましょう（表 1）。「PICO」は，高血糖の中年男性に対する「ラジオ体操プログラム」が糖尿病予防に有効かどうかを知りたいときなどに使います。「PECO」は，高血糖の中年男性のうち，もともとラジオ体操を行う習慣がある人がいて，その習慣が糖尿病への進行を防ぐ要因となっているかどうかを知りたいときなどに使います。つまり，意図して行われた「介入」か，あるいは観察して，それとわかるような要因やリスクなどの「曝露」か，という違いです。

ただ，情報探検の間に「効果がありそうなケアプログラム」が特定できている場合は少ないかもしれません。探し方が不十分である可能性もありますが，研究が進んでいないために解明されていない可能性は大いにあります。

表1　PICO/PECOに当てはめてキーワードを考える

		例	キーワードの例
P (Patient, Population, or Problem)	対象者 □□が	糖尿病予備軍・高血糖の中年男性が	糖尿病　血糖値 中年期　男性
I / E★ (Intervention or Exposure)	介入 / 曝露★ ○○である場合と	ラジオ体操をする場合と★	ラジオ体操
C (Comparison)	比較対照 ××である場合と比べて	しない場合と比べて	
O (Outcome)	調べたい結果，指標 〜〜か	発症しにくいか	

★I　介入　ラジオ体操のプログラムを実施する場合と
★E　曝露　ラジオ体操の習慣がある場合と

ここで注意したいのは，フレームワークに当てはめることを目的にしないことです。大切なのは，フレームワークをきっかけとして見えてきたことです。「当てはまらない」ということも一つの情報で，なぜ当てはまらないのか，わかっていないことは何かなどを知る手がかりになります。

2 ▸ 手元にある文献から

フレームワークにより，検索するための「問い」が明確になったら，「情報探検」のプロセスで見つけた関連文献などから，その分野で使われる用語を特定します。

調べたい課題と合致した先行文献があれば，そのタイトルや抄録，著者によるキーワードに，どのような用語が使われているかに着目します**(図1)**。その文献が，例えば医中誌Webに収録されていれば，シソーラス用語を確認してキーワードに追加します**(図2)**。このとき，著者が使う用語が，シソーラス用語と一致しているとは限りません。自分が考えたキーワードが，一般的に使われている用語か，検索のキーワードとして有効か，早いうちに見きわめる必要があります。医中誌WebやPubMedには，ある一つの文献を特定して表示させるためのページが用意されています**(図3)**。

また，関連分野の事典，教科書や専門書で，用語として通用するかどうか，自分が考えていることと用語の意味が一致しているかを確認する作業もしましょう。このとき，事典，教科書や専門書は，巻頭の目次の

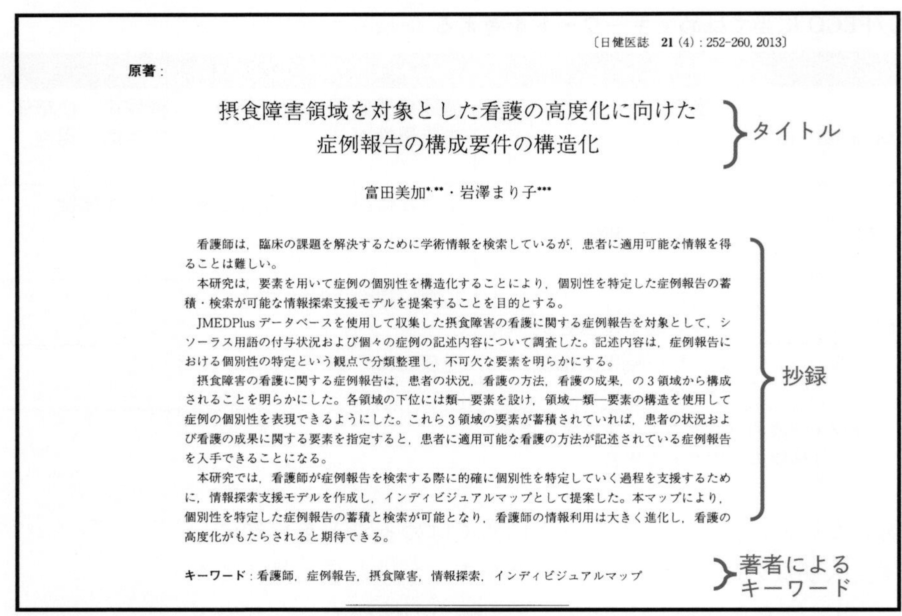

〔日健医誌　21 (4) : 252-260, 2013〕

原著 :

摂食障害領域を対象とした看護の高度化に向けた症例報告の構成要件の構造化

富田美加[*,**]・岩澤まり子[***]

看護師は，臨床の課題を解決するために学術情報を検索しているが，患者に適用可能な情報を得ることは難しい。

本研究は，要素を用いて症例の個別性を構造化することにより，個別性を特定した症例報告の蓄積・検索が可能な情報探索支援モデルを提案することを目的とする。

JMEDPlus データベースを使用して収集した摂食障害の看護に関する症例報告を対象として，シソーラス用語の付与状況および個々の症例の記述内容について調査した。記述内容は，症例報告における個別性の特定という観点で分類整理し，不可欠な要素を明らかにする。

摂食障害の看護に関する症例報告は，患者の状況，看護の方法，看護の成果，の 3 領域から構成されることを明らかにした。各領域の下位には類―要素を設け，領域―類―要素の構造を使用して症例の個別性を表現できるようにした。これら 3 領域の要素が蓄積されていれば，患者の状況および看護の成果に関する要素を指定すると，患者に適用可能な看護の方法が記述されている症例報告を入手できることになる。

本研究では，看護師が症例報告を検索する際に的確に個別性を特定していく過程を支援するために，情報探索支援モデルを作成し，インディビジュアルマップとして提案した。本マップにより，個別性を特定した症例報告の蓄積と検索が可能となり，看護師の情報利用は大きく進化し，看護の高度化がもたらされると期待できる。

キーワード : 看護師，症例報告，摂食障害，情報探索，インディビジュアルマップ

図 1　研究論文のタイトル・抄録

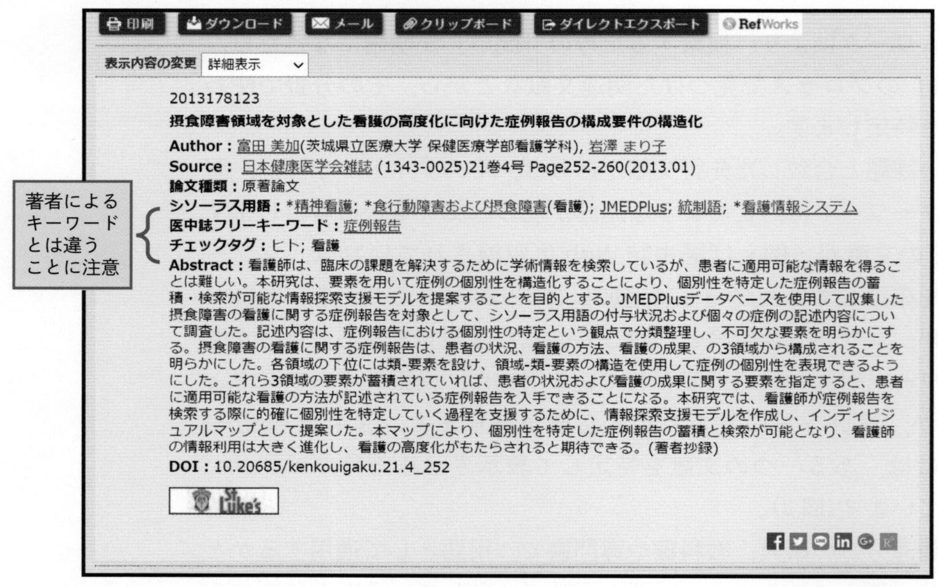

印刷　ダウンロード　メール　クリップボード　ダイレクトエクスポート　RefWorks

表示内容の変更　詳細表示

2013178123

摂食障害領域を対象とした看護の高度化に向けた症例報告の構成要件の構造化

Author : 富田 美加(茨城県立医療大学 保健医療学部看護学科), 岩澤 まり子

Source : 日本健康医学会雑誌 (1343-0025)21巻4号 Page252-260(2013.01)

論文種類 : 原著論文

シソーラス用語 : *精神看護; *食行動障害および摂食障害(看護); JMEDPlus; 統制語; *看護情報システム

医中誌フリーキーワード : 症例報告

チェックタグ : ヒト; 看護

Abstract : 看護師は、臨床の課題を解決するために学術情報を検索しているが、患者に適用可能な情報を得ることは難しい。本研究は、要素を用いて症例の個別性を構造化することにより、個別性を特定した症例報告の蓄積・検索が可能な情報探索支援モデルを提案することを目的とする。JMEDPlusデータベースを使用して収集した摂食障害の看護に関する症例報告を対象として、シソーラス用語の付与状況および個々の症例の記述内容について調査した。記述内容は、症例報告における個別性の特定という観点で分類整理し、不可欠な要素を明らかにする。摂食障害の看護に関する症例報告は、患者の状況、看護の方法、看護の成果、の3領域から構成されることを明らかにした。各領域の下位には類-要素を設け、領域-類-要素の構造を使用して症例の個別性を表現できるようにした。これら3領域の要素が蓄積されていれば、患者の状況および看護の成果に関する要素を指定すると、患者に適用可能な看護の方法が記述されている症例報告を入手できることになる。本研究では、看護師が症例報告を検索する際に的確に個別性を特定していく過程を支援するために、情報探索支援モデルを作成し、インディビジュアルマップとして提案した。本マップにより、個別性を特定した症例報告の蓄積と検索が可能となり、看護師の情報利用は大きく進化し、看護の高度化がもたらされると期待できる。(著者抄録)

DOI : 10.20685/kenkouigaku.21.4_252

図 2　論文(図 1) の医中誌 Web のデータ(詳細表示)

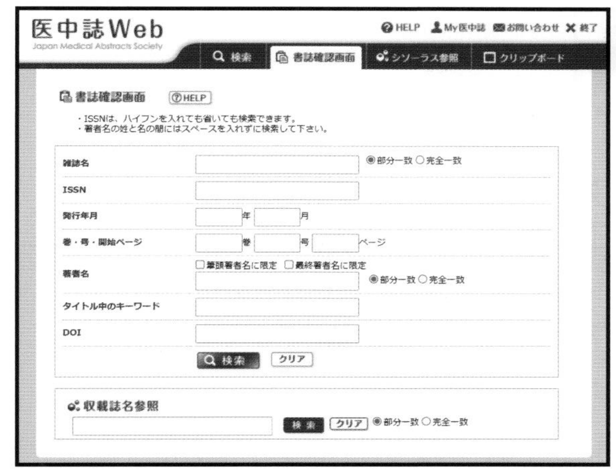

医中誌Web「書誌確認画面」

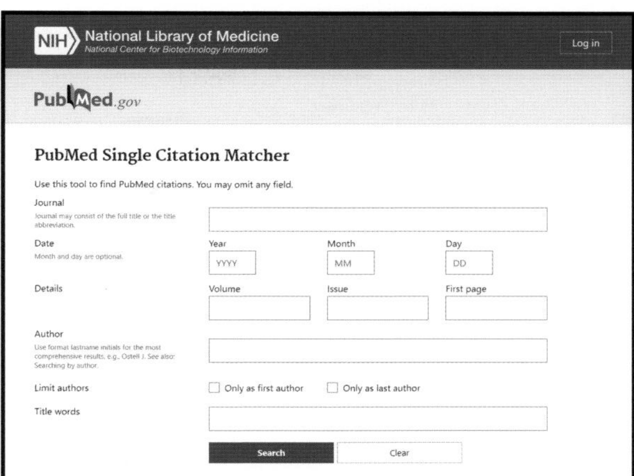

PubMed "Single Citation Matcher"

図3　論文から文献データベースのデータを確認できるページ

みならず，巻末の索引でも調べます。特に，海外文献を探すときは，英語の教科書を使いながら，基礎的な知識を貯えながら作業をするとよいでしょう。

3 ▶ パイロット検索の結果から

文献データベースの検索は一度ではうまくいかないものです。初めて行った検索結果をそのまま鵜呑みにせずに，必ずリストを詳細表示にして眺め，改善の余地がないかを検討します。あまり構えずに検索を何度か試行して，より有効なキーワードを探ります。

例えば，医中誌Webでの検索結果は必ず「タイトル表示」から「詳細表示」にします（図4）。詳細表示にしたリストで，タイトルや抄録，シソーラスに，どのような用語が登録されているか確認します。必要な文献のデータを見て適切なキーワードをピックアップしたり，不要な文献のデータを見てその原因を探ったりします。

この作業を何度か繰り返すことによって，その文献データベースにふさわしいキーワードを見つけていくことができます。

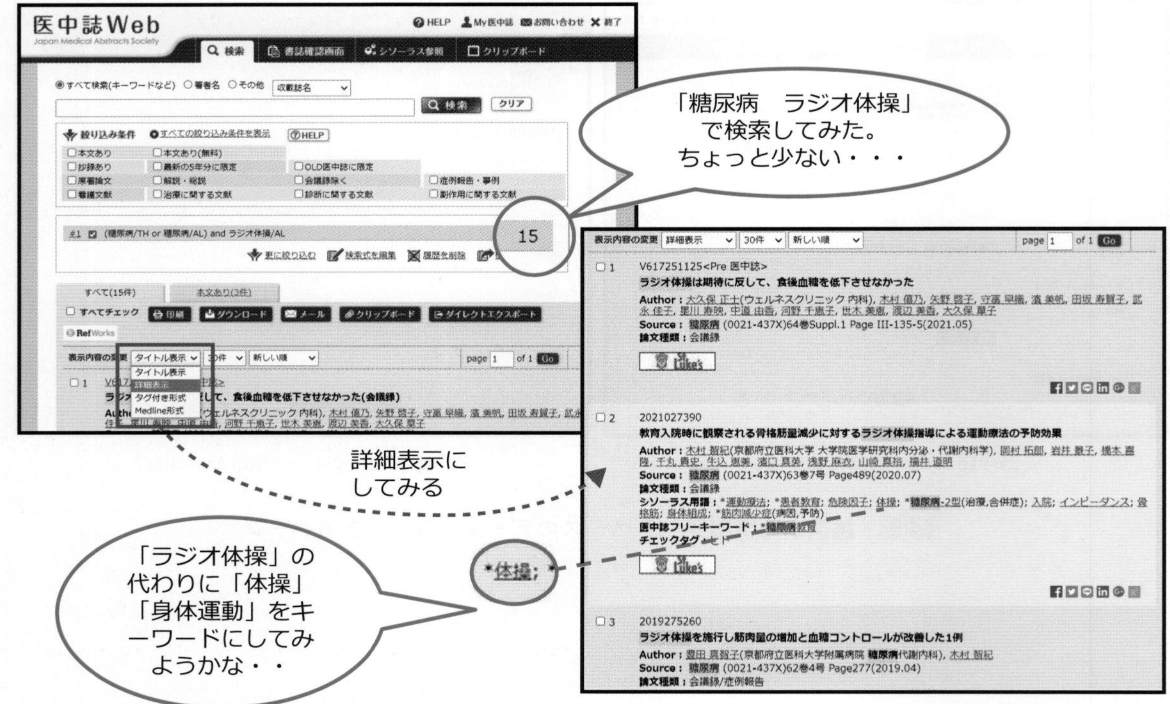

検索日：2021 年 9 月 14 日

図 4　詳細表示にしてキーワードを探す

4 ▸ シソーラスから

✍MeSH：Medical Subject Headings

米国国立医学図書館によって文献を検索するために編集されたシソーラス。医中誌 Web のシソーラス，CINAHL のシソーラスに，その影響が見られる。

シソーラスは，ある特定の専門用語などをその上位 / 下位関係，同義，類義の関係により体系づけた用語のことです (43 頁参照)。医中誌 Web の検索結果から重要な用語をいくつか見つけられたら，シソーラスのページを表示し，同義語や，上位語・下位語を確認してみましょう (**図 5, 6**)。この作業によって，自身の頭の中にも用語の地図（マップ）ができます。このページでは，該当する，PubMed (MEDLINE) のシソーラスである “MeSH” の用語を知ることができます。いくつか MeSH の用語を知っていると，PubMed はもちろん，国外の医療系文献データベースの検索に有効です。

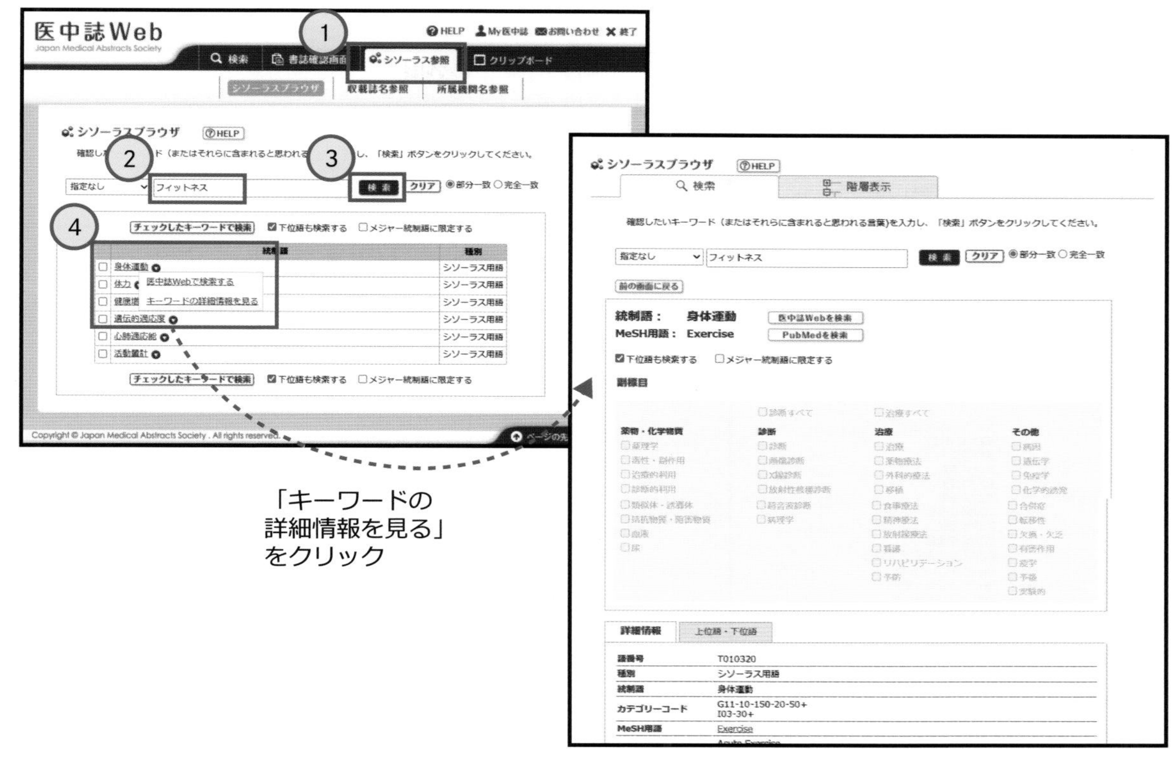

図5　「シソーラス参照」のページ(1)

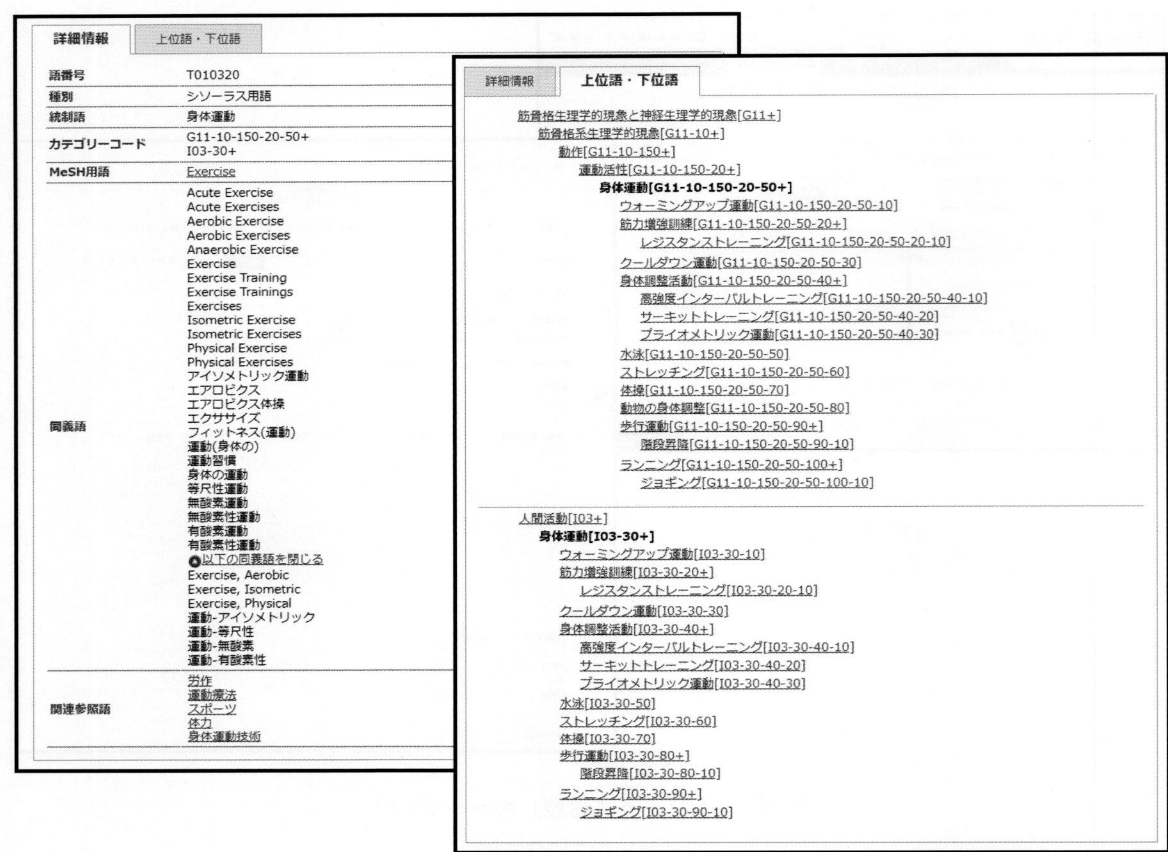

図6 「シソーラス参照」のページ(2)

3 検索式の立て方

調べたいキーワードが決まったら，課題に沿って論理的に組み合わせ，網羅的に検索します。文献データベースなどで，このようなプロセスを記述したものを「検索式」とよびます。ここでは，検索式の立て方について4つの点，(1) キーワードの組み合わせ方，(2) 絞り込み (限定) の使い方，(3) 検索式の見直し方，(4) 検索方法の記録，を説明します。

1 ▶ キーワードの組み合わせ方

キーワードの組み合わせ方にはAND・OR・NOTの3種類があります。AND・OR・NOTは「論理演算子」と総称されることがあります。

AND検索では複数のキーワードのすべてがデータにある文献を探します。結果を絞り込んでいくときに使います。例えば「看護師のワークライフバランスに関する文献」を探したいときに「看護師　AND　ワークライフバランス」と組み合わせます(図1)。ANDでキーワードを組み合わせれば組み合わせるほど，検索結果の件数が少なくなります。

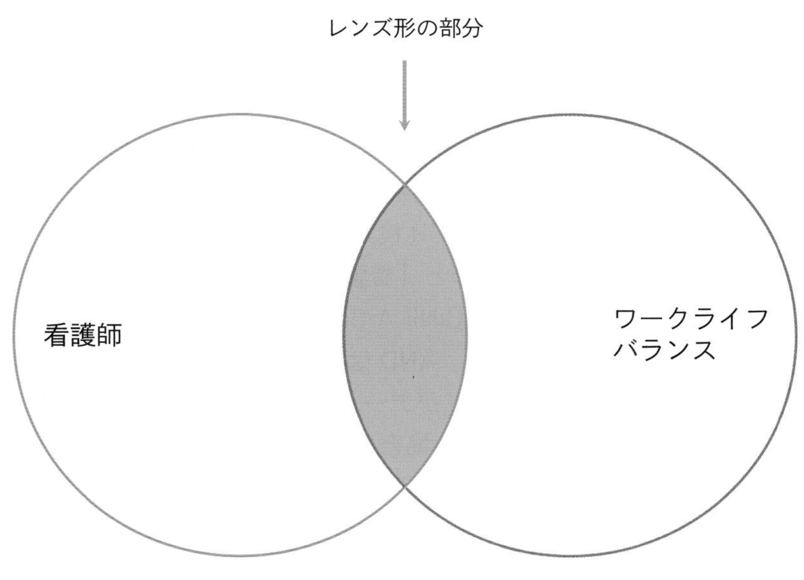

図1　AND検索

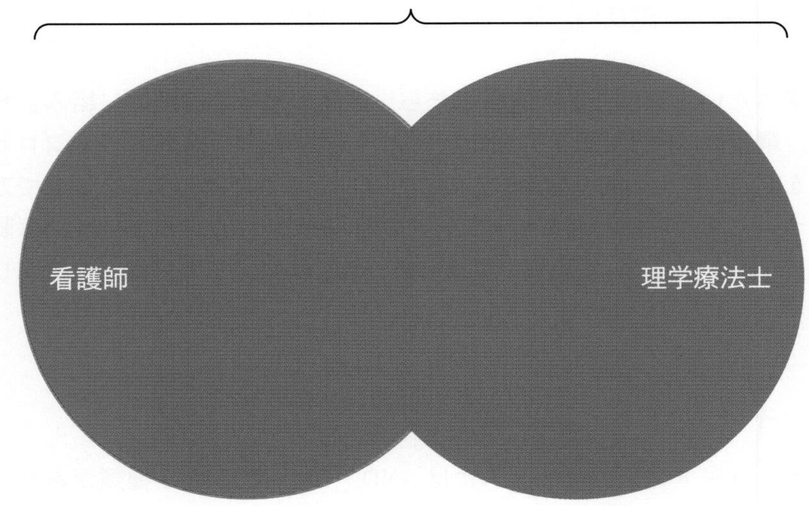

図2　OR検索

OR検索では複数のキーワードのうちのどれかがデータにある文献を探します。あらゆる可能性を考慮して結果を広げていくときに使います。例えば「看護師だけではなく理学療法士も合わせて調べたい」ときに「看護師　OR　理学療法士」と組み合わせます（図2）。ORでキーワードを組み合わせれば組み合わせるほど，検索結果の件数が多くなります。

ANDとORを組み合わせて検索するときは，ORを行ってからANDを行います。「看護師や理学療法士のワークライフバランスについて調べたい」ときは，医中誌Webの場合，「看護師」「理学療法士」とそれぞれ検索した後，まずそれらをOR検索します（図3）。次に「ワークライフバランス」と検索したものと「看護師」「理学療法士」をOR検索したものでAND検索します。CiNii Articlesの場合，OR検索の部分を（　）に入れて検索します（図4）。ANDは空白を入れて指定します。

NOT検索は，あるキーワードがデータにある文献の集まりから，あるキーワードの文献を除くという場合に使います。例えば「ワークライフバランスの文献から医師のものを除きたい」ときなどです（図5）。

3種類の組み合わせ方のうち，なるべくAND・OR検索を使うようにしてください。NOT検索は必要な文献まで除いてしまう可能性があるからです。仮に課題が「医師以外の保健医療従事者のワークライフバ

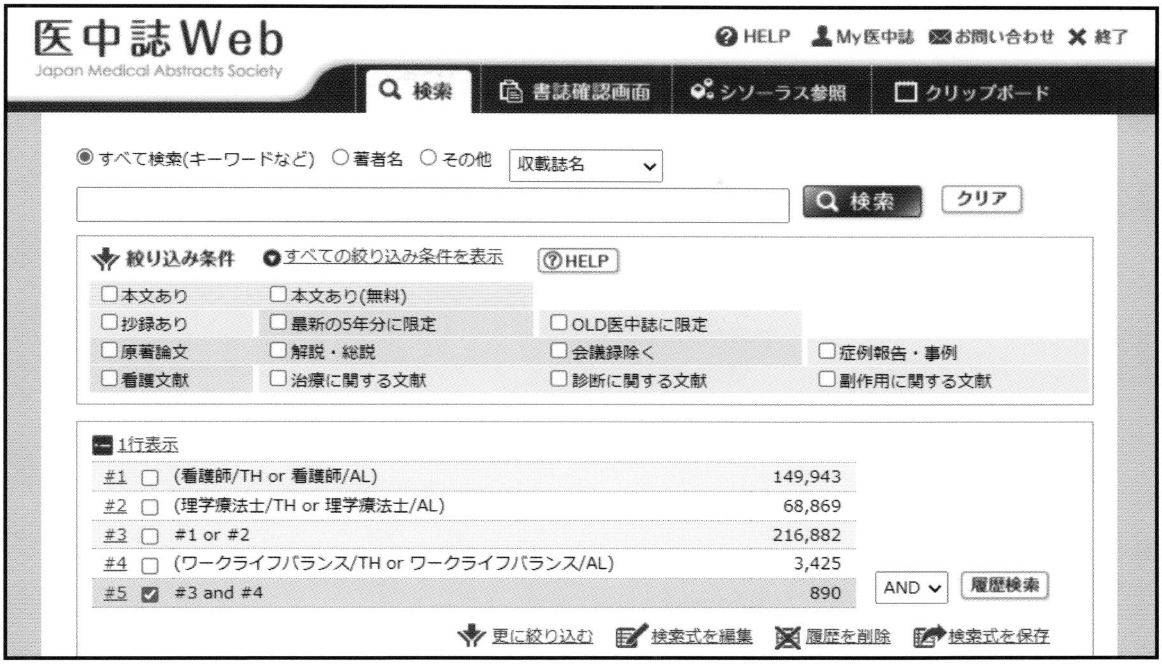

医中誌Web
Japan Medical Abstracts Society

HELP My医中誌 お問い合わせ 終了

検索 書誌確認画面 シソーラス参照 クリップボード

◉すべて検索(キーワードなど) ○著者名 ○その他 収載誌名

検索 クリア

絞り込み条件 すべての絞り込み条件を表示 HELP

☐本文あり ☐本文あり(無料)
☐抄録あり ☐最新の5年分に限定 ☐OLD医中誌に限定
☐原著論文 ☐解説・総説 ☐会議録除く ☐症例報告・事例
☐看護文献 ☐治療に関する文献 ☐診断に関する文献 ☐副作用に関する文献

1行表示

#		検索式	件数
#1	☐	(看護師/TH or 看護師/AL)	149,943
#2	☐	(理学療法士/TH or 理学療法士/AL)	68,869
#3	☐	#1 or #2	216,882
#4	☐	(ワークライフバランス/TH or ワークライフバランス/AL)	3,425
#5	☑	#3 and #4	890

AND 履歴検索

更に絞り込む 検索式を編集 履歴を削除 検索式を保存

検索日：2020 年 1 月 16 日

図 3 （看護師 OR 理学療法士）AND ワークライフバランス - 医中誌 Web の場合

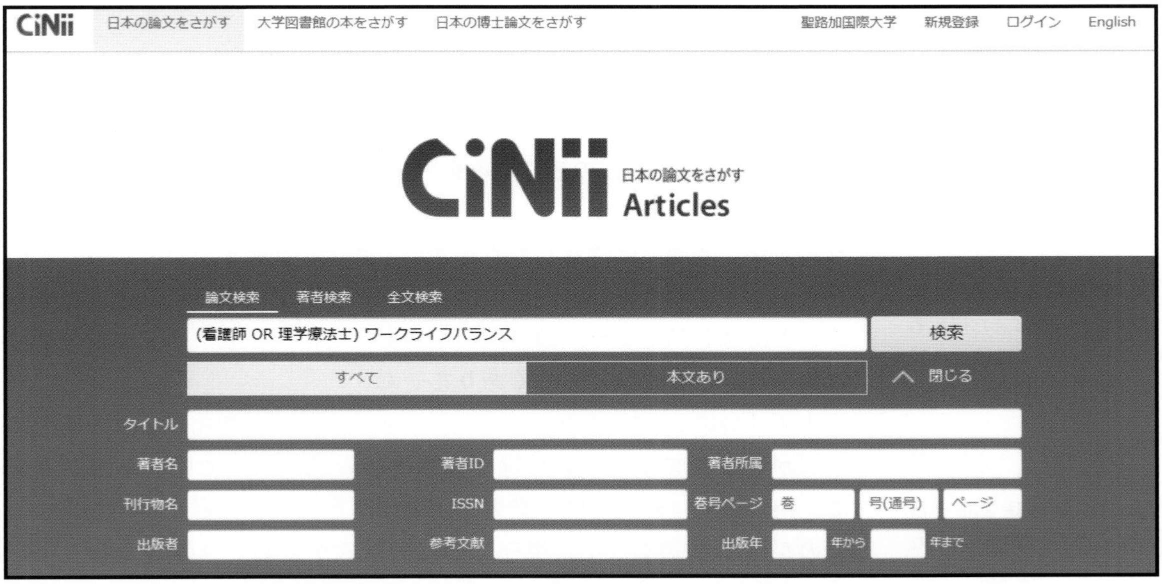

CiNii 日本の論文をさがす 大学図書館の本をさがす 日本の博士論文をさがす 聖路加国際大学 新規登録 ログイン English

CiNii 日本の論文をさがす Articles

論文検索 著者検索 全文検索

(看護師 OR 理学療法士) ワークライフバランス 検索

すべて 本文あり 閉じる

タイトル
著者名 著者ID 著者所属
刊行物名 ISSN 巻号ページ 巻 号(通号) ページ
出版者 参考文献 出版年 年から 年まで

図 4 （看護師 OR 理学療法士）AND ワークライフバランス – CiNii Articles の場合

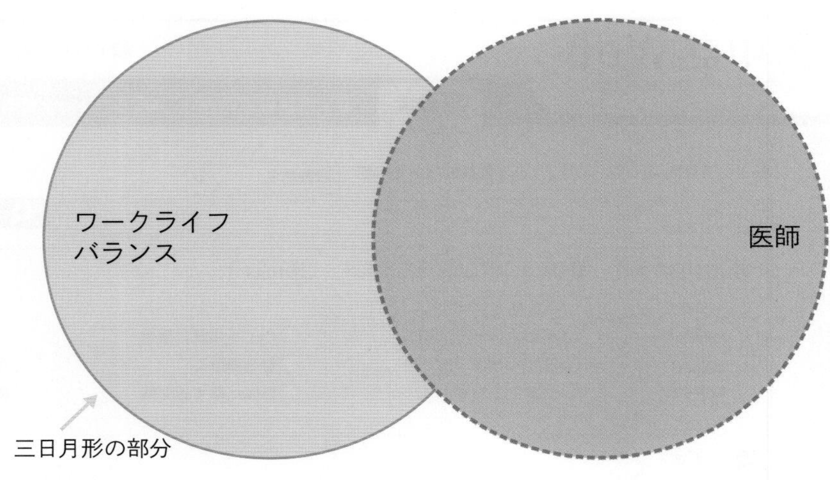

図5　NOT 検索

ランス」であったとします。「ワークライフバランス NOT 医師」という検索式でよいでしょうか。「医師を対象とした文献」には，例えば「医師・看護師を対象とした文献」や「医師・理学療法士を対象とした文献」が含まれていた場合に，それらを除いてしまうリスクがあります。

2 ▸ 絞り込み（限定）の使い方

文献データベースには年代や文献の種類，研究デザインなどで絞り込む機能があります。

例えば医中誌 Web の絞り込み条件には 15 種類あります（図 6）。このなかに「論文種類」があり，「原著論文」「会議録除く」などの項目がありますが，使用には注意してください。臨床で文献を急いで入手したいとき，研究初期で課題が明確ではなくキーワードによる絞り込みが難しいときには有効ですが，数少ない事例を探したいとき，研究で網羅的に収集したいときには望ましくありません。

まず「会議録」は学会の年次大会，学術集会などで発表される研究の抄録が含まれます。学会抄録は基本的に査読が厳密ではなく玉石混交で，特に以前は研究方法や結果が明確に示されずに内容が吟味できないものが多い状態でした。現在は抄録の様式が整備され改善されています。少ないかもしれませんが，最新の重要なエビデンスが見つかる可能性があります。また「解説」には商業的な専門誌の特集記事などが含ま

原著論文

本来は，独創性（オリジナリティ）のある研究をまとめた論文のことを指す。このとき，その論文に独創性があるかどうかを評価するのは，投稿先の学会や，あるいは学術雑誌が専門とする領域から選ばれた研究者となる。こうした論文の質を評価する仕組みを「査読」という。
評価の基準は学会や学術雑誌の編集方針により自ずと異なる。医中誌 Web では論文の構成や抄録の有無など形式から原著論文を区分しており，その論文の質を評価しているわけではない。

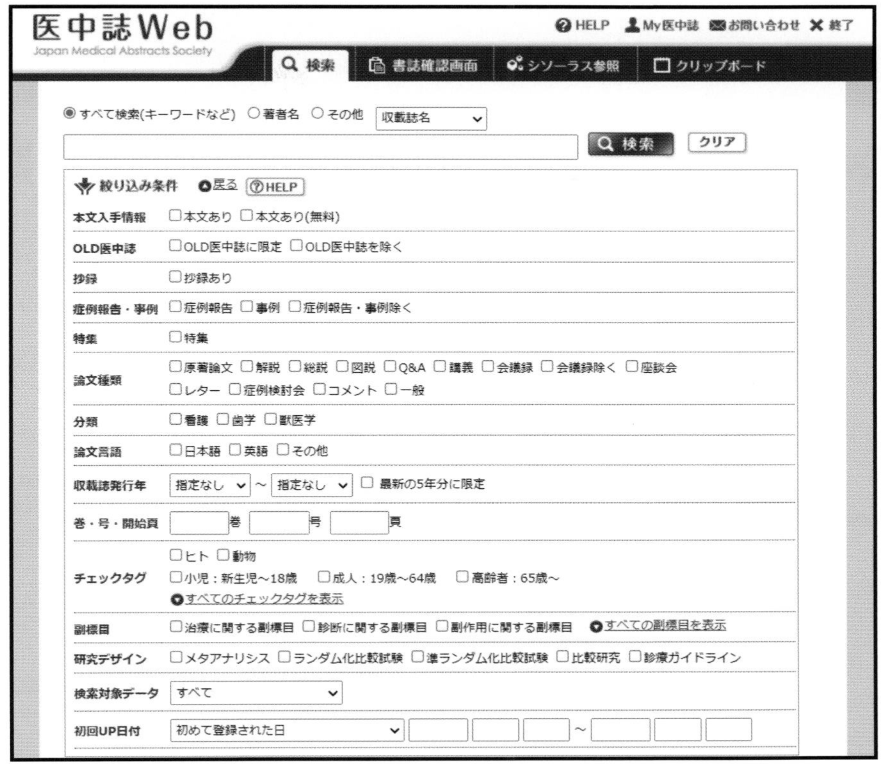
医中誌Web
Japan Medical Abstracts Society
HELP　My医中誌　お問い合わせ　終了
検索　書誌確認画面　シソーラス参照　クリップボード
すべて検索(キーワードなど)　著者名　その他　収載誌名
検索　クリア
絞り込み条件　戻る　HELP
本文入手情報　本文あり　本文あり(無料)
OLD医中誌　OLD医中誌に限定　OLD医中誌を除く
抄録　抄録あり
症例報告・事例　症例報告　事例　症例報告・事例除く
特集　特集
論文種類　原著論文　解説　総説　図説　Q&A　講義　会議録　会議録除く　座談会　レター　症例検討会　コメント　一般
分類　看護　歯学　獣医学
論文言語　日本語　英語　その他
収載誌発行年　指定なし　~　指定なし　最新の5年分に限定
巻・号・開始頁　巻　号　頁
チェックタグ　ヒト　動物　小児：新生児~18歳　成人：19歳~64歳　高齢者：65歳~　すべてのチェックタグを表示
副標目　治療に関する副標目　診断に関する副標目　副作用に関する副標目　すべての副標目を表示
研究デザイン　メタアナリシス　ランダム化比較試験　準ランダム化比較試験　比較研究　診療ガイドライン
検索対象データ　すべて
初回UP日付　初めて登録された日　~

図 6　医中誌 Web「絞り込み条件」のページ

れます。この中には，看護職が臨床実践，例えば新しいケアの工夫や困難な事例などを報告しています。課題によってはこうした実践報告が必要な場合があります。「原著論文」で絞り込むと，こうした文献に出合う機会を失います。

件数が多いとき，出版年で最近の 5 年や 10 年で絞り込みたくなるものですが，何か必然的な理由がなければ，それはあまり有効ではありません。文献情報は一般的に指数的に増加しているので，新しいところで区切ってもあまり減りません。もしかしたらエポックメーキングとなるような時期を逃しているリスクがあります。PubMed では検索結果の表示画面で件数の年次推移をひと目で確認することができますので参考にしてください(図 7)。

絞り込みの機能は便利ですが，はっきりした目的で使うことが肝要です。

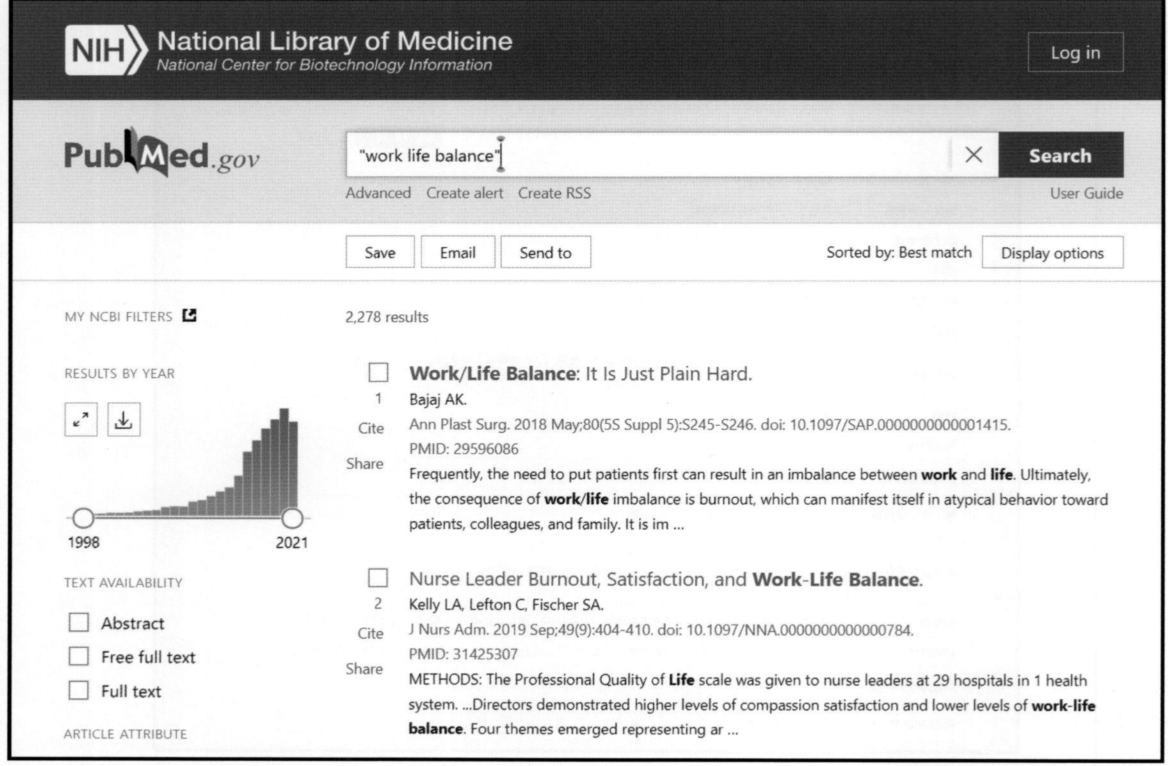

検索日：2021 年 9 月 24 日

図 7　PubMed 検索結果の表示画面

3 ▸ 検索式の見直し方

検索結果が少ないときの対処法は 3 つ，「**a**．OR 検索をするキーワードを増やす」「**b**．AND 検索をするキーワード（要素）を減らす」「**c**．より上位の概念のキーワードを使う」です。検索結果が多いときは，これから述べることと反対のことを行います。

a．OR をするキーワードを増やす

ほかのいい回し，あるいは，考えられる別の選択肢をキーワードとして加え，OR 検索をします。前述のとおり，OR 検索でキーワードを組み合わせれば組み合わせるほど，検索結果の件数が多くなります。

このような見直しをするために，集まったキーワードのうち，OR 検索で組み合わせるものをグループにして整理します。キーワードのグ

ルーピングでは，PICO などのフレームワークで課題を明確化したときに作ったメモを参考にします（48 頁参照）。このメモから課題の論点，要素を確認し，その項目ごとにキーワードをまとめます。

b. AND をするキーワード（要素）を減らす

優先順位が低いキーワードからはずしてみます。例えば「中年期の人にとってラジオ体操の習慣は糖尿病予防になるか」という課題で，「中年期」「ラジオ体操」「糖尿病」の三つをキーワードとし，「中年 AND ラジオ体操 AND 糖尿病」（図 8）と検索した結果が大変少なかったとします。優先順位が「ラジオ体操」「糖尿病」「中年」の順であれば，まず「ラジオ体操 AND 糖尿病」（図 9）と検索し，必要に応じて「ラジオ体操 AND 中年」と検索します。医中誌 Web で検索したところ「中年 AND ラジオ体操 AND 糖尿病」では 1 件になってしまいましたが，「ラジオ体操 AND 糖尿病」が 13 件，「ラジオ体操 AND 中年」が 32 件でした（図 10）。それぞれ検索結果を詳細表示にして確認，比較してどのキーワード，組み合わせを採用するか検討して検索式を練ります。

ここでは，理解しやすいように，AND 検索をする要素につき一つのキーワードの例で説明しました。通常，検索式を練るうちに，それぞれの要素を複数のキーワードを OR 検索して大きなデータ群にしてから

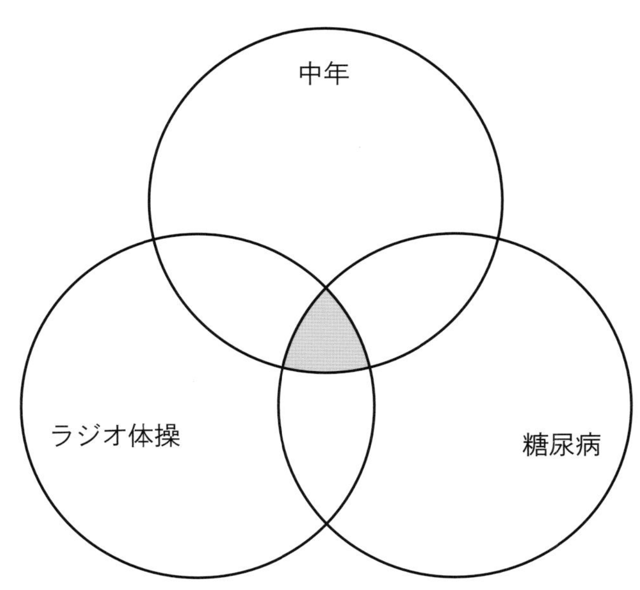

図 8　中年 AND ラジオ体操 AND 糖尿病

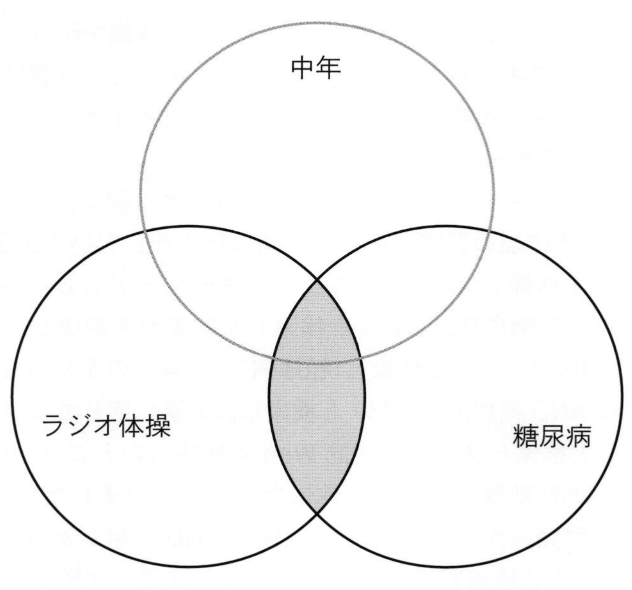

図 9　ラジオ体操 AND 糖尿病

医中誌Web
Japan Medical Abstracts Society

HELP　My医中誌　お問い合わせ　終了

検索　書誌確認画面　シソーラス参照　クリップボード

◉すべて検索(キーワードなど)　○著者名　○その他　収載誌名

検索　クリア

絞り込み条件　すべての絞り込み条件を表示　HELP

□本文あり　□本文あり(無料)
□抄録あり　□最新の5年分に限定　□OLD医中誌に限定
□原著論文　□解説・総説　□会議録除く　□症例報告・事例
□看護文献　□治療に関する文献　□診断に関する文献　□副作用に関する文献

1行表示

#		検索式	件数
#1	□	(中年/TH or 中年/AL)	1,269,661
#2	□	ラジオ体操/AL	204
#3	□	(糖尿病/TH or 糖尿病/AL)	393,777
#4	□	#1 and #2 and #3	1
#5	☑	#2 and #3	15

AND　履歴検索

更に絞り込む　検索式を編集　履歴を削除　検索式を保存

すべて(15件)　本文あり(3件)

検索日：2021 年 9 月 14 日

図 10　優先順位が低いキーワードから外して検索

AND検索します。検索式を見直す作業ではAND検索をする要素につきいくつキーワードがあっても基本は同じです。検索結果の件数により，AND検索をする要素を減らして件数を増やしたり，AND検索をする要素を増やして件数を減らしたりして調節します。

c．より上位の概念のキーワードを使う

医中誌Webなどシソーラスがある文献データベースを検索する場合は，現在使用しているシソーラス用語より上位の用語を使う方法があります。例えば「ラジオ体操」で検索されたデータの詳細を確認すると「体操」というシソーラス用語が登録されていることが多いようです。このような場合，「ラジオ体操AND糖尿病」より「体操AND糖尿病」と検索したほうが件数が多くなります。また「体操」の一つ上位の用語は「身体運動」です。さらに「身体運動AND糖尿病」とすると件数が多くなります(図11)。

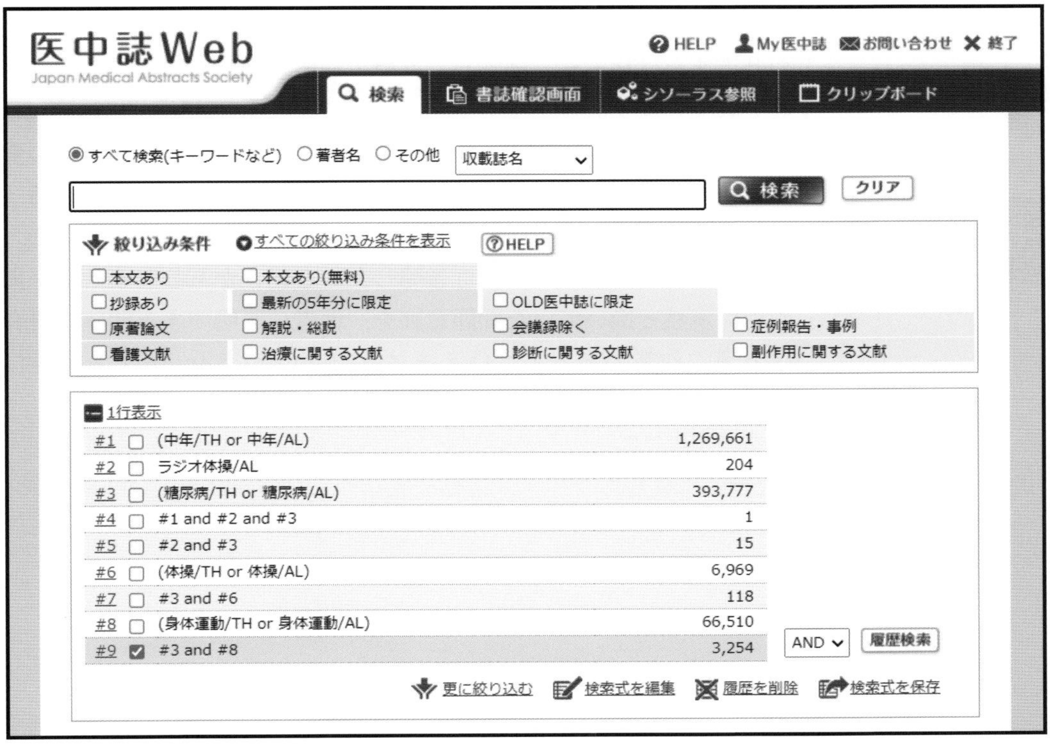

医中誌Web
Japan Medical Abstracts Society
HELP　My医中誌　お問い合わせ　終了
検索　書誌確認画面　シソーラス参照　クリップボード
すべて検索(キーワードなど)　著者名　その他　収載誌名
検索　クリア
絞り込み条件　すべての絞り込み条件を表示　HELP
本文あり　本文あり(無料)
抄録あり　最新の5年分に限定　OLD医中誌に限定
原著論文　解説・総説　会議録除く　症例報告・事例
看護文献　治療に関する文献　診断に関する文献　副作用に関する文献
1行表示

#	検索式	件数
#1	(中年/TH or 中年/AL)	1,269,661
#2	ラジオ体操/AL	204
#3	(糖尿病/TH or 糖尿病/AL)	393,777
#4	#1 and #2 and #3	1
#5	#2 and #3	15
#6	(体操/TH or 体操/AL)	6,969
#7	#3 and #6	118
#8	(身体運動/TH or 身体運動/AL)	66,510
#9	#3 and #8	3,254

AND　履歴検索
更に絞り込む　検索式を編集　履歴を削除　検索式を保存

検索日：2021年9月14日

図11　より上位の概念のキーワードを使って検索

4 ▶ 検索方法の記録

検索式を含め，検索方法を記録しておきます。特に研究開始時には先行研究を検討するために系統的検索を行います。複数のデータベースで試行錯誤をしながら，関連文献を網羅的に収集するための検索式を立てます。キーワードの組み合わせ方は，基本的に同じですが，各データベースでシステムへの指示の出し方が異なります。また，シソーラスがあるデータベース，例えば，PubMed (MEDLINE)，CINAHL，Embase などでは，シソーラスの体系や用語の言い回しに微妙な違いがあり，有効なキーワードが違う場合があります。そこで，一貫性を持って複数の文献データベースを検索するために，どのように検索したかを記録します。

特に，文献レビューや文献を対象とした研究を行う場合には，検索方法をデータ収集の方法として示す必要があります(**図 12**)。

PRISMA 声明によると，レビュー対象とする研究の選択／除外などの適格基準，情報源となった文献データベース，キーワードとその組み合わせ方または検索式，検索日，文献の選択基準などを記述することが推奨されています。

✍PRISMA 声明

手順が明確に示された，透明性のあるシステマティックレビューとメタアナリシスを報告するための方法を示した文書群。

こうしておくと，指導教員や共同研究者，あるいは投稿雑誌の査読者などから，先行研究の調査について言及があったとき，自信を持って説明することができます。検索方略を明文化する作業は一見面倒で，誰かに説明する必要がない場合は省略したいと思うかもしれません。実は，同時に漠然と抱いていた問題意識を，他者に説明できる明確な研究課題へと導く作業であるともいえます。Chapter2 Section2 で解説してきた内容を手順としてまとめ直すと**表 1** のようになります。

本研究は，要素を用いて症例の個別性を構造化することにより，個別性を特定した症例報告の蓄積・検索が可能な情報探索支援モデルを提案することを目的とする。

II. 研究方法

本研究では，JMEDPlus データベースの検索により収集した摂食障害の看護に関する症例報告を分析し，看護師の視点を考慮して，症例報告を構成する要素を抽出する。症例報告における個別性の特定という観点から不可欠な要素を明らかにし，さらに，構成要件の構造化を試みる。

1. 摂食障害の看護に関する症例報告の検索

JMEDPlus データベースを使用して，摂食障害の看護に関する 2000～2011 年に発行された症例報告を検索した。検索式としては，摂食障害に関しては

（神経性食欲不振 OR 思春期やせ症 OR 神経性無食欲 OR 神経性無食欲症 OR 神経性食思不振 OR 神経性食思不振症 OR 神経性食欲不振症）/AL　式(1)

論文の発行年に関しては，

2000-2011/PY　式(2)

症例報告に関しては，

（事例研究 OR ケーススタディ OR ケース研究 OR 症例研究 OR 症例 OR 事例 OR ケース）/AL　式(3)

看護に関しては，

看護/AL　式(4)

をそれぞれ使用し，論理積を求めた。さらに疫学に関する論文を除くために，

疫学/AL　式(5)

を用いて論理差を求め，抄録が付与されている条件を加えて，検索結果として 47 件を得た（2012 年 3 月 23 日検索）。

これら 47 件の論文を入手して，症例についての詳細な記述の有無を確認した。その結果，患者の状況だけではなく，看護の方法および成果についても詳細に記述されている 22[7-28] 件を，研究対象とすることにした。

2. 症例報告を構成する要素の抽出

はじめに，対象レコードに付与されているシソーラス用語を抽出して，付与傾向を把握するとともに，症例報

図 12　文献研究における研究方法の記述例[1)]

表 1　文献データベースの検索手順

1	文献データベースを選択する
2	フレームワーク（PICO など）を使って課題を明確にする
3	課題と関連文献の情報から自分なりのキーワードを取り出す
4	キーワードをグルーピングする
5	文献データベースをキーワードで検索する
6	同じグループのキーワードは OR をする
7	違うグループ同士を AND する
8	検索結果を見て検索式を見直す，場合によっては課題を見直す

作業は上記手順のとおり一方向で進むとは限りません。各ステップを行き来しながら，探すべき文献データベース，課題，キーワード，検索式が明確になっていきます。最初から完璧にはできません。何回もやり直すつもりで作業を進めましょう。

文献

1） 富田美加，岩澤まり子：摂食障害領域を対象とした看護の高度化に向けた症例報告の構成要件と構造化．日健医誌 21（4）：252-260，2013.

Section 3

図書館を使う

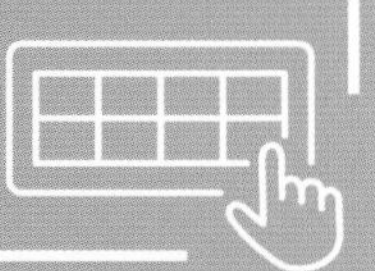

概観マップ

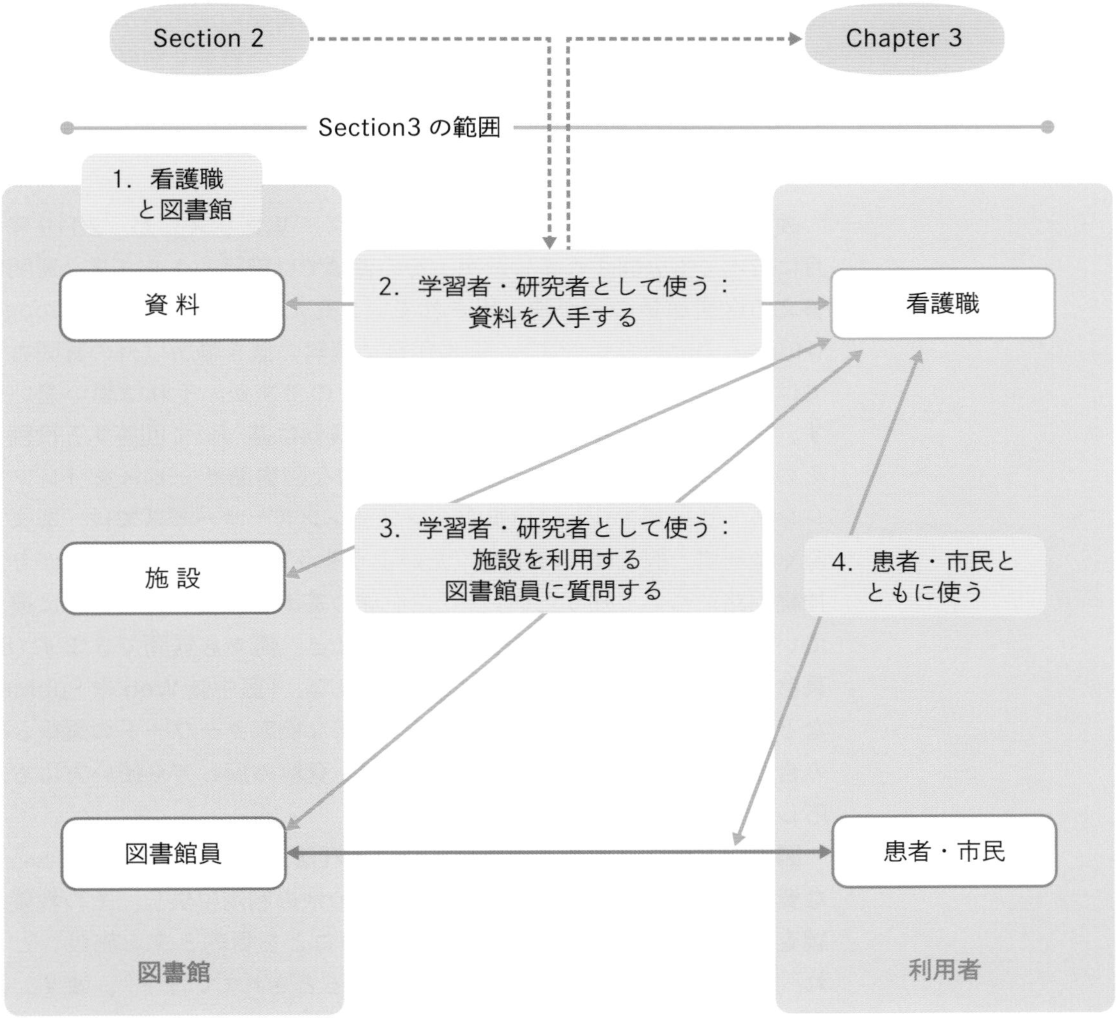

1 看護職と図書館

目指す学術情報，図書や雑誌論文・記事が見つかったら，最寄りの図書館を通じて入手します。ウェブ上で入手できる，オープンアクセスの学術雑誌が増えてきましたが，すべてが入手できるわけではありません。

ここでは，図書館の特徴をつかみ，資料の入手のほか，さまざまなサービスを活用する方法をご案内します。看護職は学生時代のみならず生涯にわたり学び続ける職業といえます。図書館の活用方法を知り，学び続けるための拠点としてください。まず，その概要を説明します。

1 ▸ 図書館サービス

映画『ニューヨーク公共図書館 エクス・リブリス』が，2019 年 5 月に日本でも公開されましたが，その冒頭では電話でさまざまな質問に答える図書館員の姿が映し出されていました[1)]。まさに「人力 Google (Human Google)」です[2)]。図書館員に資料の置き場所以外の質問をしてはいけないと思い込んでいる方が多いのですが，それは思い違いです。図書館の利用者に対し，図書館員は資料に基づいて回答する役割とそのスキルがあります。この最も基本的な図書館サービスを「レファレンス・サービス」といいます。レファレンス・サービスでは，あまり深く考えず，例えば，「太陽叢（たいようそう）の，脳と体のつながり，神経回路について知りたい」[3)]，「白血球の基準値の幅が資料ごとに違っているのはどうしてなのか知りたい」[4)] など，何でも質問できます (88 頁参照)。また，本書で案内しているような，「医中誌 Web や PubMed などの文献データベースの使い方」「適切な検索キーワードの選択と組み合わせ方」「引用文献の書き方」など，資料の探し方や使い方にも対応します。

図書館とは，日本の「図書館法」によれば，「図書，記録その他必要な資料を収集し，整理し，保存して一般公衆の利用に供し，その教養，調査研究，レクリエーション等に資することを目的とする施設」とされ，これを構成する要素は次の 4 つであるとされています[5)]。まず，図書館を設置する目的であり，サービスの対象である「利用者」，次に利用者が求める「資料」，そして資料を整理，保存して利用に供する場としての「施設」があります。さらに「施設」には，資料と利用者を結びつける役割を果たす「図書館員」がいて，図書館の機能を実現する活動を行っています。図書館は，利用者の知的なニーズを満たすために，前述のレファレンス・サービスのほか，資料を収集しアクセスしやすく書架に並べたり，データベース化してウェブ上で公開したりします。自館に所蔵していない資料を他館から借りたり，そのコピーを取り寄せたりします。最近では，利用者の情報リテラシー向上を支援するために，資料の探し方や使い方を案内した，セミナーの開催，館内でパスファインダーと呼ばれるリーフレットの配布，ウェブサイトでの情報提供などを行っています。

2 ▶図書館の種類

図書館サービスの内容は，図書館の設置目的やおもなサービスを対象とする利用者に合わせて異なります。各種図書館の特徴を知り，自分の利用場面に応じて使い分けます。図書館を設置目的や利用者から大別すると，国立図書館，公共図書館と，大学図書館，学校図書館などの教育機関の図書館，専門図書館，その他の施設に設置される図書館に分けられます[5)]。

a. 国立図書館と公共図書館

日本では「国立図書館」として「国立国会図書館」が設置され，国民にサービスする役割と，国会の立法・調査活動をサポートする役割を担っています。また日本国内で発行されたすべての出版物を国立国会図書館に納入することが，出版者に義務付けられています[6)]。こうして収集された資料やそのほかのコレクションをもとに，目録情報の提供，重要資料をデジタル公開，各地の図書館活動の支援などの活動を行っています。

「公共図書館」は，自治体が設置する公立図書館と，法人等が設置する私立図書館の総称です。公立図書館は，地域住民に図書館サービスを無料で提供する図書館です。日本では「図書館法」に基づき設置されていますが，自治体の規模によって，都道府県立図書館，市区町村立図書館などに分かれています。図書・視聴覚資料等の貸出，地域についての情報の提供，ビジネスや健康・医療の調査への支援，各種の研修やお話会などのイベント等，地域の人々の生涯学習の場を提供しています。

b. 教育機関の図書館

大学図書館は，大学における学生の学習や大学が行う教育・研究活動全般を支えており，大学の活動に関わる学術情報の体系的な収集，蓄積，提供を行っています[7)]。また，大学図書館に蓄積された学術情報は，CiNii のように検索可能な形で公開され，社会全体の情報基盤の一つとなっています。近年は，収集した資料の提供だけではなく，研究者の情報発信や，学生の情報利用を支援したり，地域住民への施設開放や情報提供などの活動を行っています。

学校図書館は，資料を収集し提供して学校教育を支援することを目的として設置されています。日本では「学校図書館法」により，すべての学校に図書館の設置が義務づけられています。子どもたちが生きていくうえで必要な情報リテラシーを身につけ，読書の楽しみを知り教養を培うための重要な役割を担っています。学校図書館にはその専門的職務を担う「司書教諭」を置くこととされており，「学校司書」を置くことに努めなければならないとされています。

c．専門図書館，医療系の図書館

専門図書館は，各種組織体の構成員を対象とし，その組織の目的の実現のために設置される図書館です。官公庁，民間団体や企業，地方自治体の議会，さまざまな研究機関（研究所，学協会，大学など）に設置されています。母体となる組織が必要とする，専門的な情報が集積されています。利用者は基本的にその組織の構成員ですが，なかには一般公開しているところもあります[5)]。看護職にとって，身近な医療系の専門図書館として，日本看護協会図書館や，病院図書室があります。このほかの分野の専門図書館は，研究のテーマにより必要に応じて利用することになります。

3 ▶ 看護職とのかかわり

臨床で行われる看護研究の困難や課題の一つに「文献を取り寄せる手立てがない」ことがあると報告されています[8),9)]。坂下[9)]の調査では，看護研究に取り組んでいると回答のあった病院の約 1 割が文献を「取り寄せる手段がない」という結果でした。現在は，図書館のネットワーク化が進み，資料の所在がつかみやすくなっています。各種図書館の特徴を知り，それぞれのライフステージや利用場面に応じて図書館をアクセスしてみてください。

a．学習者・研究者として使う

まず，学生時代に出合うのが大学図書館や学校図書館などの教育機関の図書館です。教育機関の図書館では，資料の提供のほか，学生の「情報リテラシー」を培う役割を担っています。積極的に看護研究などの授業，図書館活用や文献検索についてのセミナーなどの機会を利用し，学び続けるための基礎力を培いたいものです。次に，社会人になったら，特定の分野に強い専門図書館を利用する必要があるかもしれません。特に医療系の図書館は互助と自己研鑽のための組織づくりが進んでおり，サービス向上に努めています（表 1）。勤務先に設置された図書館も，このようなネットワークに参加しているところが多いと思います。母校や勤務先の図書館を使うことが難しい場合は，日本看護協会図書館を利用してみてください。日本看護協会会員であれば，会員専用ページから取り寄せたい文献をオンラインで依頼できます。

また，地域の公共図書館を学びの拠点にする場合があるかもしれません。最近ではウェブ上で図書館の蔵書目録が公開され容易に資料の所在がわかるようになりましたので，必ずしも拠点とする図書館に資料がなくても，そこを通じて取り寄せができます。さらに，国立国会図書館

表 1　医療系図書館団体

	設立年	設立の目的	ウェブサイト
日本医学図書館協会	1927	保健・医療その他関連領域の図書館事業の振興ならびに情報の流通に関する調査，研究及び開発を推進することによって，図書館を利用するものがより広く，高度の知識を習得できるようにし，もって保健・医療その他関連領域の進歩発展に寄与すること	http://jmla1927.org/
近畿病院図書室協議会	1974	医療従事者が良質な医療を行えるよう適切な情報の収集・提供に携わる病院図書館の会員相互の協力・連携により病院図書館の充実に努め，医療人への適切な情報提供に寄与し，ひいては医療の発展に資すること	http://www.hosplib.info/
日本病院ライブラリー協会	1976	病院図書室の向上，発展を目的とし，病院図書室の役割である，診療支援，教育支援，研究支援と，患者への支援のために，会員の資質の向上，図書室または会員相互の緊密な協力体制を推進すること	https://jhla.jp/
日本看護図書館協会	1991	看護図書館事業の振興を図り，もって看護における教育，研究及び臨床に寄与すること	https://jnla.jp/
全国患者図書サービス連絡会	1993	医療関係機関において患者に対する図書サービスに関わっている団体または個人の，相互の連携と協力を推進することにより，患者図書サービスの発展に貢献すること	http://kanjatosho.jp/

は，国民の誰もが利用者として登録できます。国立図書館として国内の出版物を網羅的に収集する役割がありますが，利用者登録すると，資料の必要部分のコピーを自宅へ郵送するサービスが受けられます。

b. 患者・市民とともに使う

看護職は，インフォームドコンセントにおいて，患者が十分に理解した上で医療を選択し決定できるような十分な情報を丁寧に伝え，患者・家族の権利を尊重するために積極的に働きかける役割があるとされています[10)]。そこで，看護職本人が図書館の利用者となるばかりではなく，図書館を患者・市民とともに利用し，意思決定支援を行うための場の一つとして活用できるのではないかと思います。

患者・市民への情報提供は，病院に設置された患者図書室[11)]，医療系の大学図書館[12)]，公共図書館[13)]などで取り組まれており，看護職と連携する事例も報告されています。図書館を利用者として使いこなし，患者・市民とともに活用するような気持ちでのぞみましょう。

次の項から，それぞれの利用方法を詳細に案内します。

文献

1) ムヴィオラ：映画『ニューヨーク公共図書館　エクス・リブリス』公式サイト．2019．［ウェブサイト］http://moviola.jp/nypl/（検索日：2020 年 7 月 13 日）
2) Great Big Story，GIGAZINE 訳：「人力 Google」と呼ばれるニューヨーク公共図書館の司書チームとは？ 2016．［ウェブサイト］https://gigazine.net/news/20161021-nypl-human-google/（検索日：2020 年 8 月 24 日）
3) 相模原市立相模大野図書館：「太陽叢」（たいようそう）の，脳と体のつながり，神経回路について知りたい．2017．［ウェブサイト］レファレンス協同データベース．https://crd.ndl.go.jp/reference/detail?page=ref_view&id=1000228062（検索日：2020 年 7 月 13 日）
4) 横浜未来看護専門学校（図書室）：白血球の基準値の幅が，本ごとに違っているのはどうしてなのか知りたい．2016．［ウェブサイト］レファレンス協同データベース．https://crd.ndl.go.jp/reference/detail?page=ref_view&id=1000189045（検索日：2020 年 7 月 13 日）
5) 日本図書館協会：図書館について．［ウェブサイト］http://www.jla.or.jp/library/tabid/69/Default.aspx（検索日：2020 年 6 月 6 日）
6) 国立国会図書館：使命・役割．［ウェブサイト］https://www.ndl.go.jp/jp/aboutus/missionandroles.html
7) 文部科学省：1．大学図書館の機能・役割及び戦略的な位置付け．大学図書館の整備について（審議のまとめ）：変革する大学にあって求められる大学図書館像．2011．［ウェブサイト］．https://www.mext.go.jp/b_menu/shingi/gijyutu/gijyutu4/toushin/attach/1301607.htm（検索日：2020 年 6 月 6 日）
8) 井上和美ほか：看護研究における臨床看護師が抱える困難．兵庫県立大学看護学部・地域ケア開発研究所紀要，21，23-35，2014．［ウェブサイト］ http://lib.laic.u-hyogo.ac.jp/laic/5/kiyo21/21-03.pdf（検索日：2020年7月31日）
9）坂下玲子，北島洋子，西 倫子ほか：中・大規模病院における看護研究に関する全国調査．日本看護科学会誌，33 (1)，91-97, 2013．［ウェブサイト］ https://doi.org/10.5630/jans.33.1_91
10）日本看護協会：インフォームドコンセントと倫理．［ウェブサイト］ https://www.nurse.or.jp/nursing/practice/rinri/text/basic/problem/informed.html（検索日：2020年6月6日）
11）山口直比古：病院の図書室：病院図書室と患者図書室，そしてその先へ．情報の科学と技術，66 (9), 467-472，2016．［ウェブサイト］ https://doi.org/10.18919/jkg.66.9_467
12）日本医学図書館協会医療・健康情報ワーキンググループ：3．医療系大学図書館．やってみよう図書館での医療・健康情報サービス．第3版．日本医学図書館協会，85-90, 2017.
13）池谷のぞみ：国内の公共図書館における健康医療情報サービスの最近の動向．カレントアウェアネス．337, CA1937, 20-26,2018．［ウェブサイト］ https://doi.org/10.11501/11162000

学習者・研究者として使う：資料を入手する……

図書館の構成要素は「利用者」「資料」「施設」「図書館員」の４つです。まず，看護職自身が学習者・研究者として，つまり図書館の「利用者」として「資料」「施設」「図書館員」をどう使うかを説明します。ここでは「資料」を入手する方法について具体的に案内します。さらに，電子化が進む時代における資料入手の背景にある，オープンアクセスの動向についてもふれます。

1 ▶資料の所在

現代の図書館で資料は大別すると３つの場所にあるといえます。まず利用者が手にとって自由に閲覧できる書架(開架)，次に職員が出納する書庫(閉架)，そしてウェブ上です。利用者が目にするのは開架にある資料だけですので，実際にはもっと多くの資料がある可能性があります。情報の増大と資料の電子化により，利用者にとって図書館の全体像が把握しにくくなってきています。

さらに，図書館の開架・閉架とウェブ上，それぞれの場所で単行書／定期刊行物という出版形態により資料（情報）の所在が分かれています(図 1)。21 世紀に入り，定期刊行物のなかでも，まず学術雑誌を中心に電子化が進み，現在では個人が気軽に読む一般的な単行書，つまり小説やコミックなどの電子図書を購入しスマートフォンで読むようになりました。このように，ウェブ上で入手できる資料が増えていますが，旧来の単行書／定期刊行物という出版形態を踏襲しています。入手経路も出版形態で異なります。

少し話はそれますが，ウェブ上であっても，本当に必要なもの，価値のあるものは無料で入手できないことが多く，とても個人でまかないきれません。紙の時代と同様に，質を維持するためには編集作業等の費用がかかります。現在も出版社がその作業を担っています。学術的な電子資料は紙よりも年を追うごとに高額になり，契約方法も複雑になっています。図書館には，費用を抑えつつ，必要な資料を選定し提供するためのマネジメントが求められており，学術情報を提供するシステムの一部として，図書館を利用しているといえます。

こうした背景を理解していると，一見わかりにくい入手手順への理解

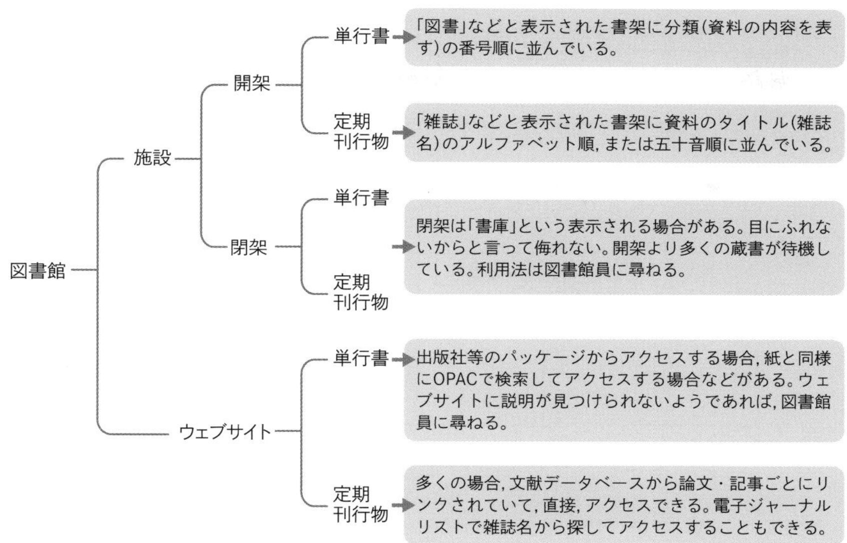

図書館
施設
開架
単行書
「図書」などと表示された書架に分類(資料の内容を表す)の番号順に並んでいる。
定期刊行物
「雑誌」などと表示された書架に資料のタイトル(雑誌名)のアルファベット順，または五十音順に並んでいる。
閉架
単行書
定期刊行物
閉架は「書庫」という表示される場合がある。目にふれないからと言って侮れない。開架より多くの蔵書が待機している。利用法は図書館員に尋ねる。
ウェブサイト
単行書
出版社等のパッケージからアクセスする場合，紙と同様にOPACで検索してアクセスする場合などがある。ウェブサイトに説明が見つけられないようであれば，図書館員に尋ねる。
定期刊行物
多くの場合，文献データベースから論文・記事ごとにリンクされていて，直接，アクセスできる。電子ジャーナルリストで雑誌名から探してアクセスすることもできる。

図 1　**資料の所在とアクセス先**

につながるのではないかと思います。

2 ► 学術雑誌・専門誌の論文・記事

看護職が実践で利用する機会が多いのは，単行書／定期刊行物でいうと，定期刊行物で，中でも，学術雑誌に掲載されている論文や，専門誌の記事でしょう。実習に臨む看護学生や看護学をフィールドとする研究者も同様であると思います。先行研究や臨床の事例などの文献を検索するときは，論文や記事単位で探しますが，それを入手するときは，論文・記事が掲載されている雑誌の所在を探します。

学術雑誌や専門誌の所在は，おもに 4 種類の図書館を探してみてください。探す順に「最寄りの図書館」「日本看護協会図書館」「地域の大学図書館」「国立国会図書館」です(図 2)。

a. 最寄の図書館で使う

学習のベースキャンプとなる最寄の図書館によって手順が違ってきますが，所属機関が大学や大規模病院であれば，文献データベースで検索しながら，直接，電子ジャーナル等のリソースへアクセスして入手できます。医中誌 Web や CiNii Articles などの検索結果に表示されるアイコンをクリックします (図 3)。大学図書館などで利用しているのであれ

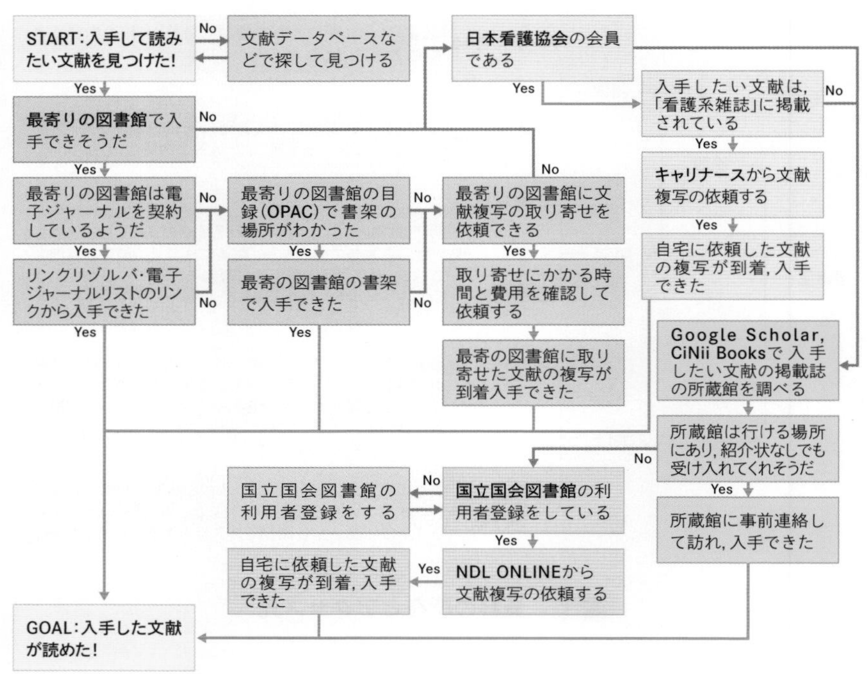

図 2　学術雑誌・専門誌の論文・記事の入手手順

ば，リンクリゾルバへのリンクが準備されているかもしれません。リンクリゾルバとは文献データベース等から所属機関やオープンアクセスで利用できるリソース，つまり入手したい文献の本文の情報へナビゲートするシステムです(図 4)。

ウェブ上で入手が難しいときは，最寄りの図書館が所蔵する雑誌をOPAC で調べ，所蔵していたら，書架に行って入手します。所蔵していなかったら，図書館員に文献の取り寄せを依頼します。依頼に必要な情報は，論文名(または記事タイトル)・著者名・雑誌名・出版年・巻号・ページです。この情報はすべてわかっていなくても，ほとんどの場合，特定できますので，気軽に相談してください。

✍OPAC

30 頁参照

b. 日本看護協会図書館を使う

もし，最寄りの図書館で入手できない場合は，日本看護協会図書館を利用しましょう。日本看護協会会員であれば，会員専用ページ「キャリナース」から取り寄せたい文献をオンラインで依頼できます。「最新看護索引 Web」で文献を検索しながら複写を依頼できます(図 5)。

✍日本看護協会図書館

「最新看護索引 Web」43 頁参照

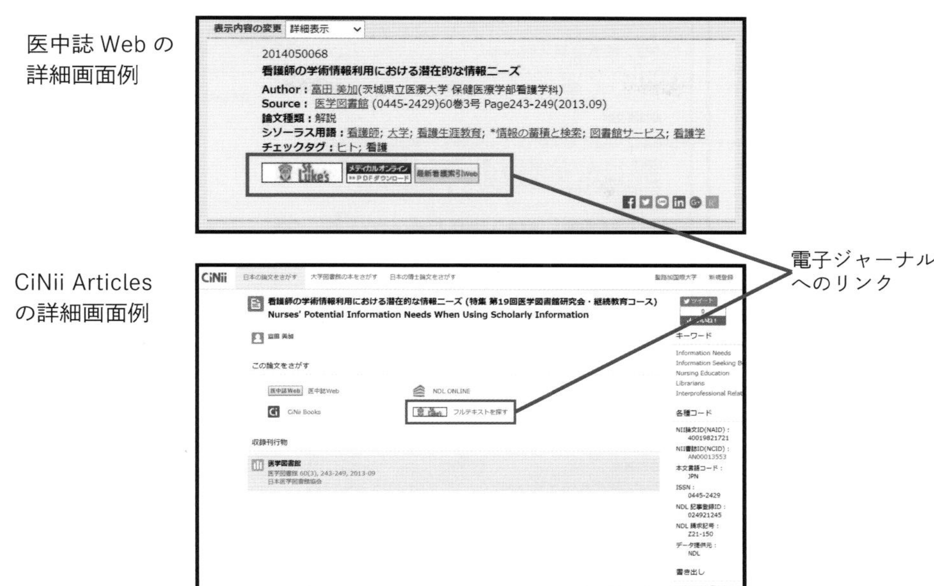
医中誌 Webの
詳細画面例
CiNii Articles
の詳細画面例
電子ジャーナル
へのリンク
2014050068
看護師の学術情報利用における潜在的な情報ニーズ
Author：富田 美加(茨城県立医療大学 保健医療学部看護学科)
Source：医学図書館 (0445-2429)60巻3号 Page243-249(2013.09)
論文種類：解説
シソーラス用語：看護師; 大学; 看護生涯教育; *情報の蓄積と検索; 図書館サービス; 看護学
チェックタグ：ヒト; 看護
Nurses' Potential Information Needs When Using Scholarly Information
フルテキストを探す

図3　電子ジャーナルへのリンク

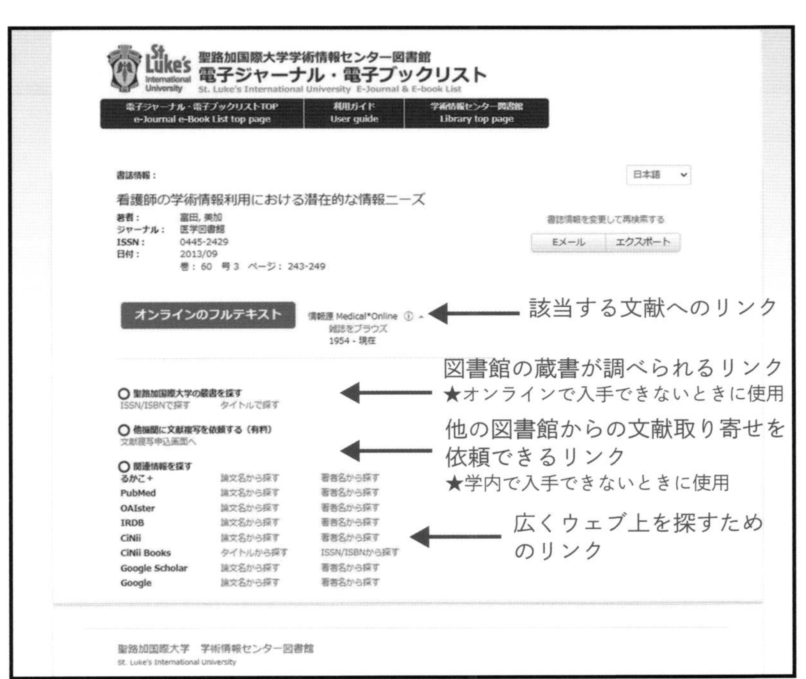

図4　リンクリゾルバーの例

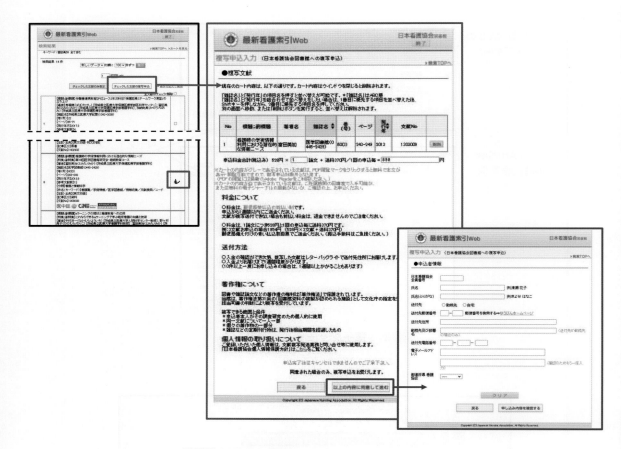

図 5　「最新看護索引 Web」から複写申し込み

✍Google Scholar

24 頁参照

✍CiNii Books

166 頁参照

✍NDL ONLINE
（国立国会図書館オンライン）

国立国会図書館の所蔵資料及び国立国会図書館で利用可能なデジタルコンテンツを検索し，各種の申込みができるサービス。

c. Google Scholar から CiNii Books, NDL ONLINE へ

文献データベースのリソースへのアイコンから入手できなかった，あるいは引用文献のリストなどから知ったものを入手したい場合は，Google Scholar を使用します。論文・記事のタイトルで検索すると，関連が高い順序に表示されます。論文・記事のタイトルの前や右端に［PDF］や［HTML］と表示されているときは出版元のサイトへリンクしています (図 6)。論文・記事のタイトルの前に［引用］と表示されているときは，別の学術的なリソースから引用や言及があるときです。国内雑誌の論文・記事であれば，CiNii Articles の書誌データへリンクしており，そこから CiNii Books，あるいは NDL ONLINE へアクセスできます(図 7)。

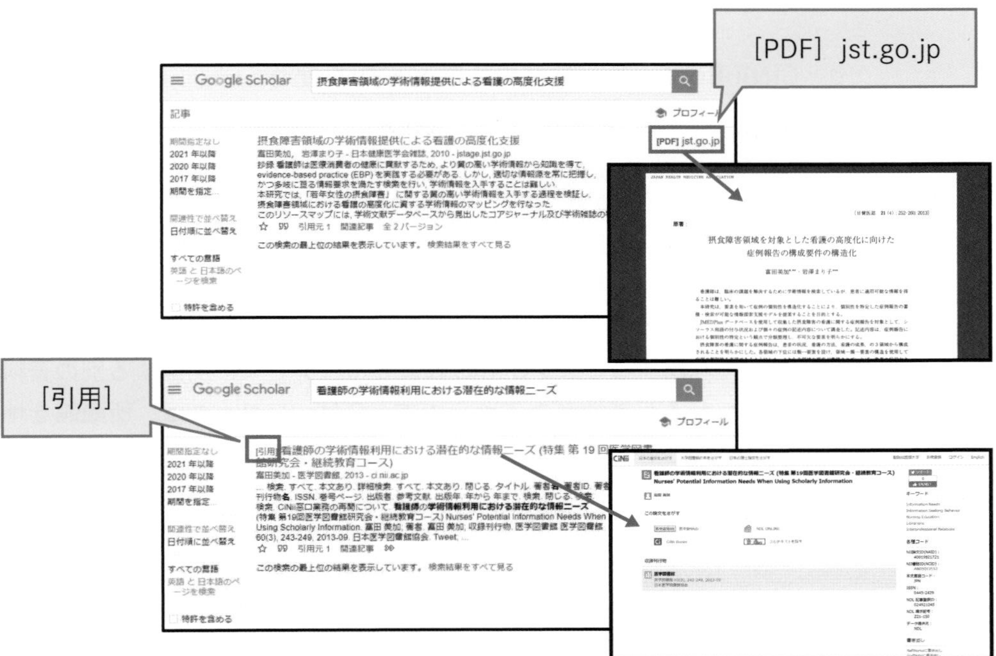

図 6　Google Scholar での検索例

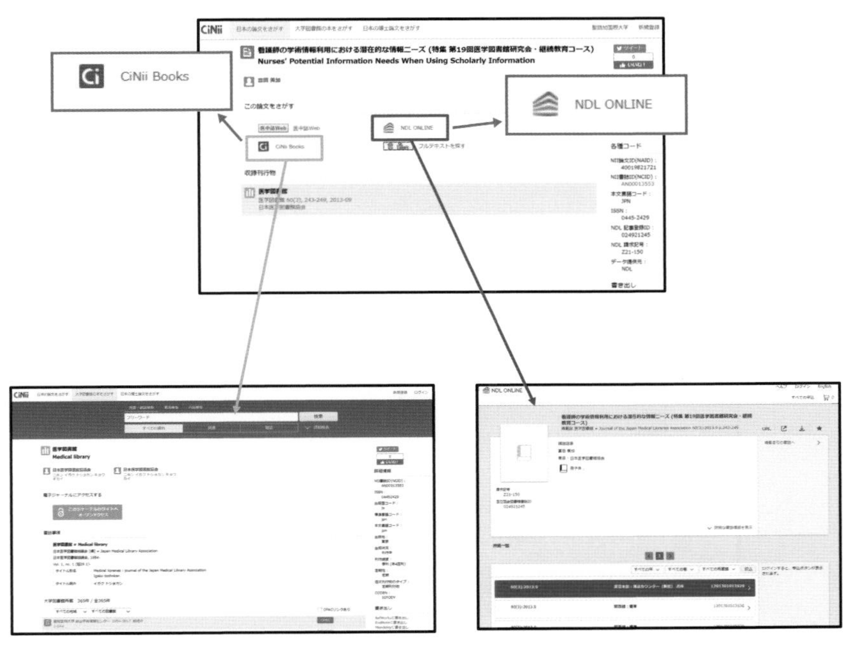

図 7　CiNii Articles を経由して入手の画面へ

d. CiNii Books から地域の大学図書館を使う

このうち，CiNii Books で表示される大学図書館が利用できるか確認してみましょう。全国 782 大学 1,491 の図書館を対象とした調査では，全体の 86.7％が卒業生・退職者にも利用を認めており，また，62.6％が大学等の研究機関以外の所属の研究者にも利用を認めています[1)]。ただ，学外利用者への対応は各図書館によって違いますので事前に確かめます。入手したい資料を複数所蔵している図書館があれば，直接，訪れて利用するとよいかもしれません。テーマに関連する別の資料が見つけられる可能性があるからです。CiNii Books では，所蔵館を地域で絞り込むことができます(図 8)。

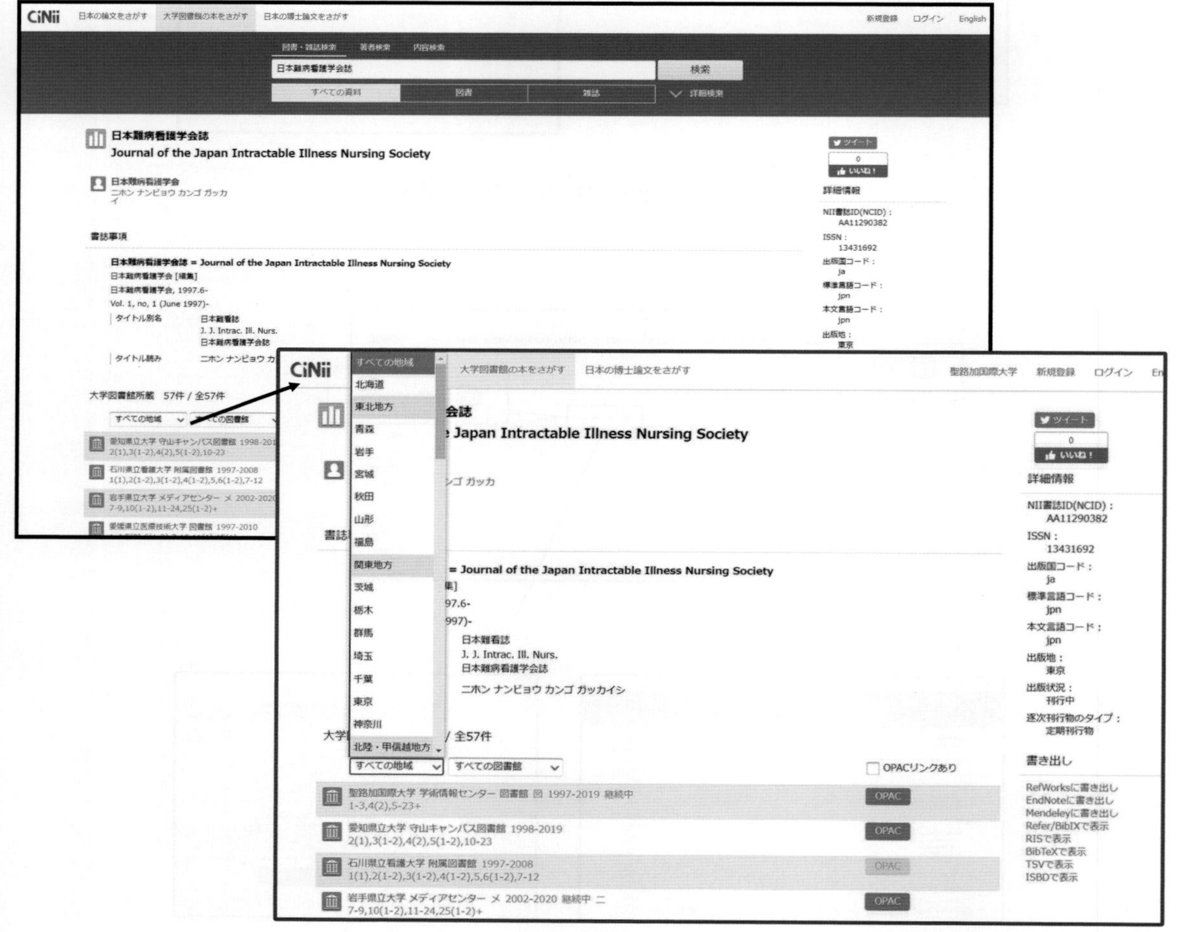

図 8　CiNii Books で所蔵館を探す

海外雑誌の論文であれば，CiNii Books を使って雑誌名や ISSN で検索し，求める論文の掲載号を所蔵する図書館を調べます。雑誌名が“Nursing” などの一般的な言葉である場合は ISSN のほうが早く確実に見つけられるかもしれません。ISSN は，PubMed などの文献データベースで確認できます(図 9)。

✍ISSN

国際標準逐次刊行物番号（International Standard Serial Number）の略。世界の逐次刊行物（雑誌等の継続的な刊行物）を識別するための数字コード。8 桁の数字で表され，1 タイトルに 1 つが与えられる。日本では国立国会図書館に国内センターが設けられている。

e. NDL ONLINE から国立国会図書館を使う

あるいは，国立国会図書館に利用者登録すると遠隔複写サービスが利用できます。NDL ONLINE から自宅へ文献のコピー送付を依頼できます(図 10)。国立国会図書館は 20 歳以上の国民であれば誰でも利用できます。ウェブ上で登録手続きができます。

3 ▸ 一般誌・新聞などの記事

CiNii Article では一部の週刊誌，ビジネス誌なども収録していますが，先に述べた学術雑誌や専門誌よりかえって探しにくいかもしれません。このような場合は，前述の手順で探してください。

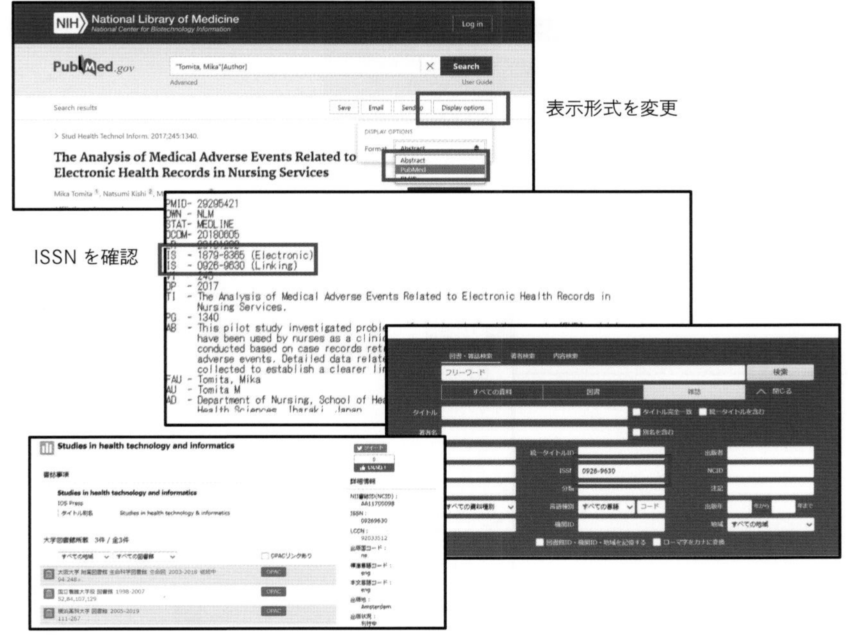

図 9　PubMed から CiNii Books へ

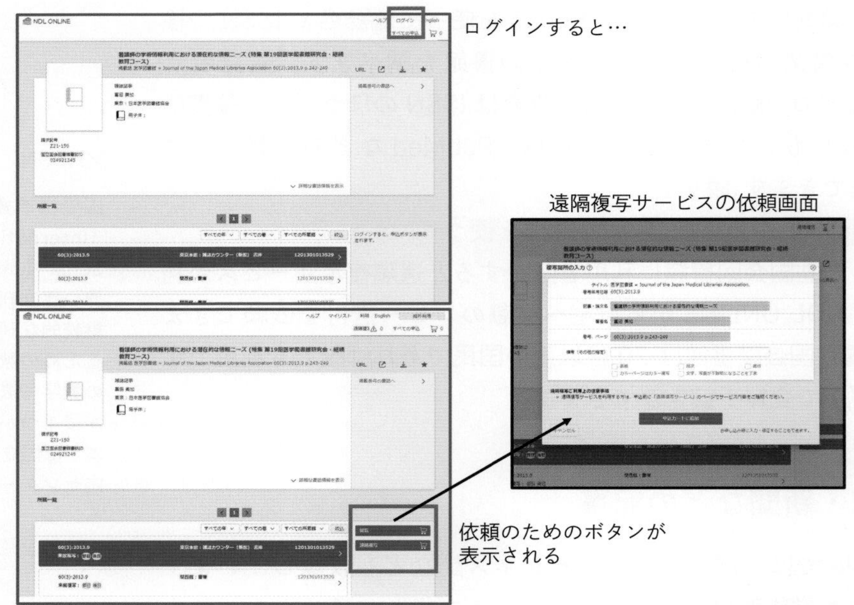

図10　NDL ONLINEにおける遠隔複写サービスの依頼方法(国立国会図書館ウェブサイトより)

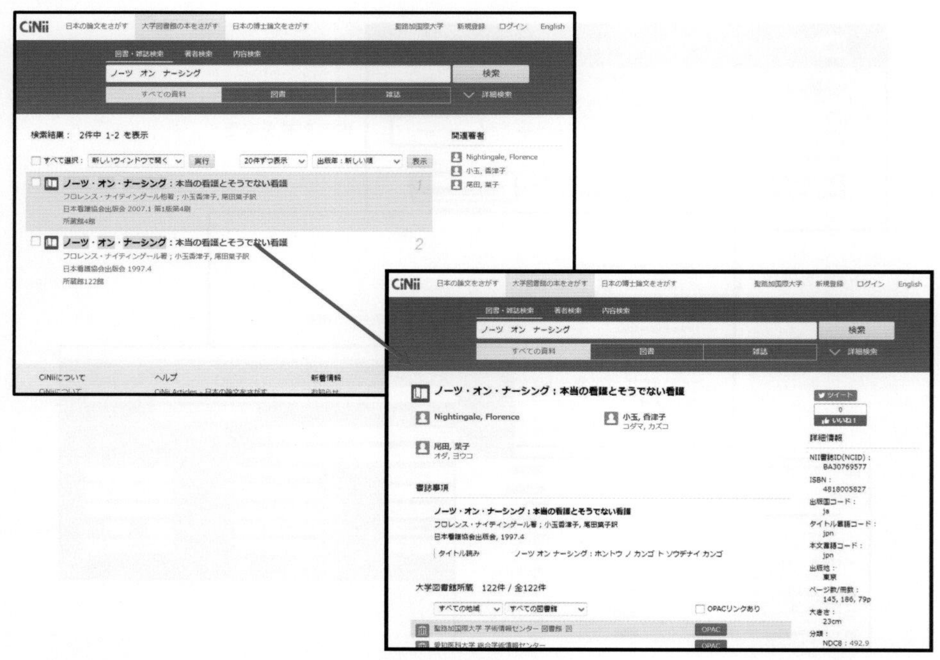

図11　CiNii Books 検索例

このほかは，まず最寄りの図書館に相談してみてください。ウェブ上では，全文を読める期間や範囲が限定的であることが多いので，例えば，ウェブ上で気になる新聞記事を見つけたら，図書館に行き，複数の新聞で全文を読み比べてみてください。複数の新聞を読み，論調の違いを比較することで視野が広がります。全文を読むとニュースのヘッドラインで書かれていたことの背景や論拠を知ることができ，その記事の信頼性を判断しやすくなります。

所属機関の図書館が医療系であれば，場合によっては，居住地近くの公共図書館のほうがより複数の新聞・雑誌や，より長い期間の記事を入手できます。図書館によっては書庫（閉架）に古い年代の記事を縮刷版やマイクロフィルムなどとして保存している場合がありますので，必要に応じて図書館員に尋ねてみましょう。

4 ▸ 図書・学位論文・研究報告書などの単行書

単行書には，出版社が扱っている図書（専門書・一般書），大学などの研究機関が公開する学位論文，研究報告書や，政府刊行物などがあります。

まず専門書や，学位論文・研究報告書などの学術的な資料については，CiNii Booksで，図書のタイトルなどから探し，所蔵している図書館を調べます（図11）。学位論文や研究報告書は，著者が所属する大学や研究機関，研究を助成した財団などによって公開されている場合があります。これらはタイトルで特定しやすいものが多いので，そのままGoogleに入れて検索します。特に博士論文は，2013年の学位規則改正により，ウェブ上で公表されるようになり入手しやすくなっています。

一般的な資料，よく流通している図書であれば，居住地付近の公共図書館も含めて調べられる「カーリル」を使います。Webcat Plusを使うと目次から検索できますが，CiNii Books，カーリル双方へのリンクが表示されます（図12）。

✍カーリル

全国の図書館の蔵書情報と貸し出し状況を簡単に検索できるサービス。図書のタイトルや著者名で検索するとき，同時に地名を選択すると，その場所から近い所蔵館と，貸し出し可能を表示。

✍Webcat Plus

全国の大学図書館1000館や国立国会図書館の所蔵目録等が横断的に検索できる。新刊書の書影や目次の情報も収録。目次データを利用して図書を内容から探すことができる。また，CiNii Booksやカーリル，日本の古本屋（全国古書検索）など，図書を入手するためのリンクも豊富に提供されている。

5 ▸ オープンアクセス

資料の電子化により，文献データベースからリンクリゾルバなどを通じて，あるいはGoogle Scholarに論文のタイトルを直接入れて入手で

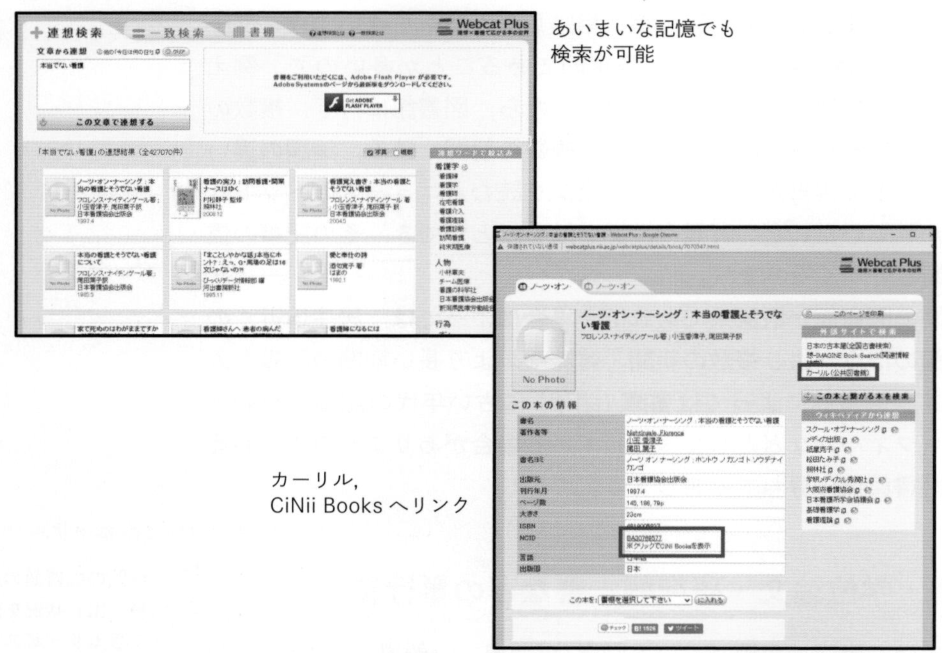

図 12　Webcat Plus から所蔵館を調べるリンク

きるようになりました。その舞台裏には，学術界におけるオープンアクセスの動きがあります。

「オープンアクセス」とは 1990 年代よりの学術雑誌の急速な電子化と価格高騰に対抗するため，学会や図書館などの間で，ウェブ上で論文全文を公開し，無料で自由にアクセスできるようにするという考え方です[2)]。

論文をオープンアクセスとするためには，まず著者が，所属する大学等の「機関リポジトリ」や，学会または政府機関等の電子アーカイブを通じて，自身の論文を公開する方法があります（図 13）。例えば，政府主導の電子アーカイブの代表的なものとして，米国国立衛生研究所（National Institutes of Health: NIH）が運営する PubMed Central（http://www.ncbi.nlm.nih.gov/pmc/index.html）があります。生物医学分野に特化した電子アーカイブですが，NIH から研究費の助成を受けた研究者は，その成果を雑誌公表後 1 年以内に，ここでオープンアクセスとして公開する義務があります。日本においても文部科学省や厚生労働省の科研費によって行われた研究は，オープンアクセスとして

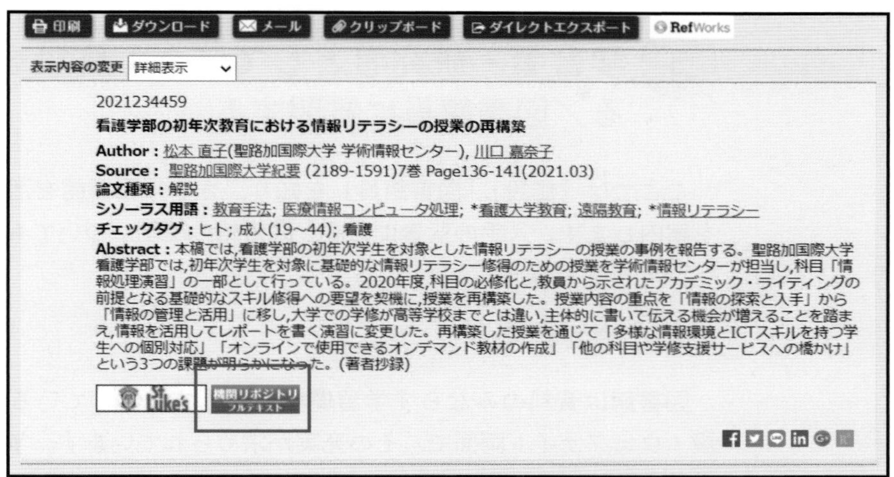
印刷
ダウンロード
メール
クリップボード
ダイレクトエクスポート
RefWorks
表示内容の変更 詳細表示
2021234459
看護学部の初年次教育における情報リテラシーの授業の再構築
Author : 松本 直子(聖路加国際大学 学術情報センター), 川口 嘉奈子
Source : 聖路加国際大学紀要 (2189-1591)7巻 Page136-141(2021.03)
論文種類 : 解説
シソーラス用語 : 教育手法; 医療情報コンピュータ処理; *看護大学教育; 遠隔教育; *情報リテラシー
チェックタグ : ヒト; 成人(19~44); 看護
Abstract : 本稿では,看護学部の初年次学生を対象とした情報リテラシーの授業の事例を報告する。聖路加国際大学看護学部では,初年次学生を対象に基礎的な情報リテラシー修得のための授業を学術情報センターが担当し,科目「情報処理演習」の一部として行っている。2020年度,科目の必修化と,教員から示されたアカデミック・ライティングの前提となる基礎的なスキル修得への要望を契機に,授業を再構築した。授業内容の重点を「情報の探索と入手」から「情報の管理と活用」に移し,大学での学修が高等学校までとは違い,主体的に書いて伝える機会が増えることを踏まえ,情報を活用してレポートを書く演習に変更した。再構築した授業を通じて「多様な情報環境とICTスキルを持つ学生への個別対応」「オンラインで使用できるオンデマンド教材の作成」「他の科目や学修支援サービスへの橋かけ」という3つの課題が明らかになった。(著者抄録)
St. Luke's
機関リポジトリ
フルテキスト

図 13　医中誌 Web から「機関リポジトリ」へのリンク

の公開が推奨されています。

またオープンアクセス雑誌で公開する方法もあります。代表的な例では，査読や編集などの出版コストは，従来のように読者が支払う購読料ではなく，著者が支払う APC (Article Processing Charge) が充てられます。

このようにして，ウェブ上で無料で読める文献が多くなりましたが，研究者・実践家として，利用するだけではなく，その成果を積極的に公開して，次世代につなぐ役割が求められているといえます。

文献

1）文部科学省：平成 30 年度学術情報基盤実態調査．2019．［ウェブサイト］https://www.mext.go.jp/b_menu/toukei/chousa01/jouhoukiban/kekka/k_detail/1418396.htm (検索日：2020 年 7 月 29 日)
2）国立大学図書館協会：オープンアクセスに関する声明：新しい学術情報流通を目指して．2009．［ウェブサイト］https://www.mext.go.jp/b_menu/shingi/gijyutu/gijyutu4/toushin/attach/1283016.htm (検索日：2021 年 7 月 4 日)

3 学習者・研究者として使う：施設を利用する／図書館員に質問する

ここでは「施設」「図書館員」を知り，さらに図書館を活用する方法を案内します。入手の背景にある，図書館の役割についてもふれます。

1 ▶施設の利用

図書館は資料のみならず学習環境も含めて提供しているといえ，施設・ウェブサイト両面で，その充実が求められています。学習のための道具も，紙のノートと筆記用具から，PC やスマートフォンなどの多様なデバイスに変化しているからです。ここでは，図書館が提供する学習環境の活用を提案します。

a. 立ち寄れる図書館

看護学生・看護職は，授業や勤務の前後，学習のために所属先の図書館を利用しているのではないかと思います。あるいは，所属先や自宅とは違う第三の場所，例えばカフェなどに，学習の場を見出しているかもしれません。その一つに，通学・通勤経路にある公共図書館を加えてはいかがでしょうか。あえて，このような公共図書館に立ち寄ることによって学習時間を捻出しているビジネスマンもいます[1)]。

まずは平日の夜間に使いやすい公共図書館を探してみてください。居住地の自治体の図書館だけしか使えないわけではありません。ウォークインでの利用は自由にできます。資料の貸出しや各種サービスが受けられる利用者としての登録は，その自治体の在住者だけではなく在勤者でも可能です。また，在住の地域を近隣の自治体にまで広げている図書館もあります。居住地の図書館は，勤め人にとっては最も使いにくいかもしれません。帰宅時間は閉館しているか，間に合ったとしてもあまり利用する時間がない場合が多いと言えます。

最近の図書館施設は，学習環境としての充実が図られるようになりました。例えば，大学図書館では「ラーニング・コモンズ」などの学習スペースが併設されるようになりました。公共図書館においても，無線 LAN などのネットワークの整備，個人席や研究スペースの貸し出しを行うところがあります(**図 1**)。

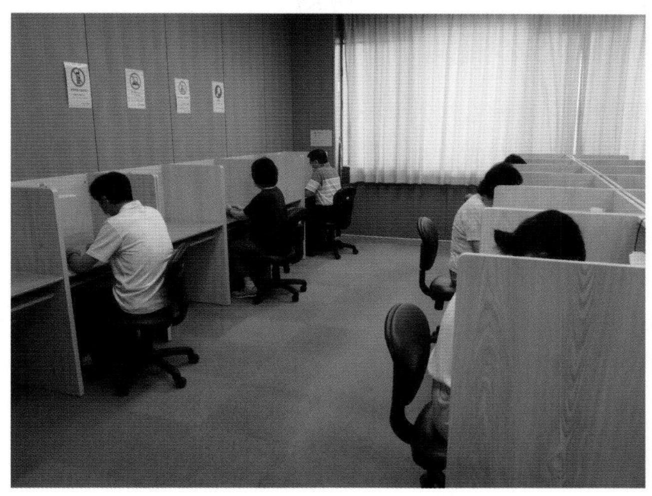

図 1　牛久市立中央図書館の学習室

b. 図書館ウェブサイトの活用

図書館のウェブサイトには，その多くに，サービスについての問い合わせ先，施設へのアクセスや開館時間，OPAC のほか，図書館規則，資料の貸出しや予約の方法，電子資料の利用方法等のコンテンツがあります。図書館を使いこなすための重要な情報源です。

ウェブサイトのコンテンツには，このほか，特定のテーマに関する文献や情報の調べ方を案内した資料「パスファインダー」を作成している図書館があります。パスファインダーは，施設内では印刷してリーフレットとして配布してますが，ウェブサイトでもコンテンツの一つとして提供しています。例えば，東邦大学医学メディアセンターでは，診療ガイドラインを収集し，Minds ガイドラインライブラリが構築される前から，情報をリスト化してウェブサイト上で公開していました[2)]。診療ガイドラインは，当初は学会主導で作成され，学会ごとに公開方法が違い，把握が難しかったためです。このコンテンツが発展して，現在は「東邦大学・医中誌診療ガイドライン情報データベース」（https://guideline.jamas.or.jp/guideline/）として提供されています。

図書館のウェブサイト・OPAC を活用すれば，在宅で資料入手の算段を大方つけることができ，さらにサイトによっては文献や情報の調べ方を学ぶことができます。

2 ▶図書館員への質問

医療と同様，図書館も対人サービスです。その質は対応する図書館員に左右されるところが大きく，図書館をより居心地のよい学習環境とするための鍵といえます。上手に質問して図書館サービスのポテンシャルを引き出してください。

a．資料の所在確認

現代は図書館の利用者にとってその全体像が把握しにくくなっています。資料の所在を探して，書架(開架）で見つけられなかったとしても，すぐにあきらめずに，一度は窓口にいる図書館員に尋ねてみてください。

その図書館になくても前項で説明したように，ほかの図書館から取り寄せすることができます。大学図書館や，職員がいる学校図書館，専門図書館であれば，取り寄せにかかる費用と時間の目安をその場で示してくれるでしょう。一方，公共図書館は，一般的な資料は対応可能ですが，学術的な資料，特に雑誌論文などは断られてしまう場合があるかもしれません。ただ最近10年あまりで，公共図書館において「課題解決型」のサービスへの取り組みが始まり[3)]，その一つとして「医療情報」に力を入れる公共図書館がみられるようになり[4)]，状況は変化しつつあります。資料の所在を尋ねることにより，その図書館の許容範囲や図書館員の実力を見極めます。

b．課題の解決

Section3の冒頭で，図書館の利用者に対し，図書館員は，所蔵する資料に基づいて回答する役割とそのスキルがあると述べました。調べたいことがあるのにどこから手をつけたらよいかわからないときなどは「レファレンス・サービス」を利用してください。質問するときは，図書館員として対応してきた経験から，差し支えない範囲で6つの情報を提供していただけると，より早く対応できます(**表1**)。

まず「①目的」は，まず何を知りたいのか，臨床実践や研究，実習やレポートの課題・テーマなどを伝えてください。また調べたことをどのように使いたいか，例えば「受け持ち患者の疾患」「先行研究の検討」「研究の考察に必要な文献」。「②期限」は，いつまでに回答がほしいか，急いでいるのかどうか，調査にかけられる時間の目安を教えてください。「③キーワード」は，質問の時点で思いついたものを伝えてください。思いつかなくてもかまいません。図書館員は，利用者の目的と，

表 1　レファレンス・サービスで提供すると有効な情報

①　目的	何が知りたいのか 調べたことをどのように使いたいか 臨床実践や研究，実習やレポートなどの課題・テーマ，など
②　期限	いつまでに回答がほしいか 調査を終了したい時期 論文・レポートなどの提出期限，など
③　キーワード	その時点で思いついたもの
④　これまでに調べたプロセスがわかるもの	文献データベースの検索履歴，など
⑤　入手した関連資料	テーマと一致と思われる論文や図書
⑥　調べたいと思った経緯・エピソード	目的・キーワードなどが明確になっていないときなどに，差し支えない範囲で伝える

手元の資料や文献データベースでの検索結果を考え合わせながら，適切なキーワードを提案します。

次に「④これまでに調べたプロセスがわかるもの」がありますと，同じ調査を行う時間と手間が省けます。「⑤入手した関連資料」については，どこが参考になるか，足りない情報は何かを教えてくださると，より具体的に意向が伝わります。

最後に「⑥調べたいと思った経緯・エピソード」は，目的が明確になっていないとき，上手く表現できないときなどに伝えてください。誰かに話しているうちに，目的が明確になり言語化されることがあります。

c. 答えられない質問

レファレンス・サービスでは「何でも質問できる」と述べましたが，実際には図書館法にある「教養，調査研究，レクリエーション等に資する」という図書館の設置目的に基づき回答しています。図書館では，多くの場合，直接，回答せずに，利用者本人が検討して解決に至るような複数の資料を提示する形をとります。事実や定義を確認する質問には資料に基づいて即答しますが，もしかしたら，このような質問は多くの場合ウェブ上で解決できるようになり，わざわざ質問しようとは思われないかもしれません。誰かに答えを求めたくなるような解決が難しい問題ほど正解がなく，自分で答えを探していくことになります。図書館はその手助けを行います。

例えば，国立国会図書館では「医療相談」には応じられないとしています（表 2）。医療における，判断が難しい意思決定は，専門知識を持っ

表 2　国立国会図書館が応じないレファレンス

1．	古書・古文書・美術品などの鑑定及び市場価格の調査
2．	良書の推薦
3．	学習課題，卒業論文又は懸賞問題に関する調査
4．	人生案内，身上相談又は医療相談若しくは法律相談
5．	文献の解読，翻訳，注釈又は抜粋の作成
6．	個人のプライバシーに係る調査
7．	著しく経費又は時間を要する調査
8．	調査・研究の代行と認められる調査
9．	合理的な検索手段のないものに係る調査
10.	その他，他のレファレンス業務に支障を及ぼす恐れがあると認められる調査

国立国会図書館レファレンス・資料案内 https://www.ndl.go.jp/jp/use/reference/index.html

た医療職であっても，患者を中心としたチームで行っていくものです。このような場合，図書館員は，利用者にインタビューしながら，慎重に資料の提示を行い，内容によっては専門家への相談を勧めます。病院の患者図書室などでは，利用者の意向を尊重しながら，適切な医療職につなぐ場合もあります[5)]。

また，国立国会図書館では「学習課題」にも回答しないとしています。利用者の学習の妨げになるようなことはしません。特に，大学図書館や学校図書館では，学生・生徒に確かめながら，教員の出題趣旨を損なわないように回答します。同時に学生・生徒本人の学習や図書館利用への意欲を削がないように注意を払いながら対応しています。

ちなみに，国立国会図書館では，基本的に利用者へのレファレンス・サービスをしません。まず最寄りの公共図書館，所属大学の図書館などに相談します。そこで解決できないことについて，各館から問い合わせることになっています。

文献

1)　坪井賢一：図書館の本当の活用法は小説を借りることではない：通勤通学スーパー読書術．2016．［ウェブサイト］ https://diamond.jp/articles/-/88767（検索日：2020 年 9 月 14 日）
2)　平輪麻里子：診療ガイドライン．医学図書館，49 (4), 340-348, 2002.［ウェブサイト］https://doi.org/10.7142/igakutoshokan.49.340（検索日：2020 年 9 月 14 日）
3)　図書館をハブとしたネットワークの在り方に関する研究会：地域の情報ハブとしての図書館：課題解決型の図書館を目指して．2005．［ウェブサイト］ https://www.mext.go.jp/a_menu/shougai/tosho/houkoku/05091401.htm（検索日：2020 年 9 月 14 日）

4）　全国公共図書館協議会：公立図書館における課題解決支援サービスに関する報告書．2016．［ウェブサイト］ https://www.library.metro.tokyo.lg.jp/pdf/zenkouto/pdf/2015all.pdf（検索日：2020年9月14日）
5）　山口直比古：病院の図書室：病院図書室と患者図書室，そしてその先へ．情報の科学と技術，66（9），467-472，2016．［ウェブサイト］ https://doi.org/10.18919/jkg.66.9_467（検索日：2020年9月14日）

4 患者・市民とともに使う

患者・市民への情報提供は，病院に設置された患者図書室，医療系の大学図書館，公共図書館などで取り組まれています。図書館を利用者として使いこなすと同時に，患者・市民とともに活用したいものです。患者・市民に対して適切な情報提供を行う際に図書館と連携してみませんか。

インフォームドコンセントについて，1997 年の医療法改正で「医師，歯科医師，薬剤師，看護師その他の医療の担い手は，医療を提供するに当たり，適切な説明を行い，医療を受ける者の理解を得るよう努めなければならない」（第 1 条の 4 第 2 項）と明示されました。さらに，インフォームドコンセントから一歩進んで，患者に治療や検査などの内容を説明したうえで同意を求めるだけではなく，複数の選択肢を示し，患者自身が決定する「インフォームドチョイス」の機会も増えてきました[1)]。

医療の担い手の中でも，看護師は，患者・市民に最も近いところにいて患者中心の医療を実現するための要です[2)]。よく観察し，そこから得られる情報によって看護を展開します。その情報を医療チームのメンバーと共有し合い，そして誰よりも患者に治療やケアについての情報をわかりやすく伝える重要な役割を担っています。最近では，患者を医療チームの一員として捉え，患者自身も学びながら参画し，難しい選択をしていくという考え方があります。図書館がこうした学びの場の一つになっています。ここでは，看護師が働く場となる医療施設・地域においての連携先となりうる患者図書室・公共図書館について紹介します。

1 ▸ 患者図書室

医療施設の中で，市民・ボランティアにより入院患者の精神的な支援を目的として始められた「患者図書サービス」は，その範囲を広げ，患者やその家族を対象として医療情報を提供することでインフォームドコンセントを支援する場であるといえます[3)]。2013 年に行われた調査によれば[4)]「院内に独立した患者図書室がある」と回答したのは全国 2,234 病院中 149 病院です。全国患者図書サービス連絡会によれば，2016 年 12 月現在でウェブサイトに患者図書室のページまたは患者への医療図書・情報を提供する設備についての記述がある病院等は147機関であるとのことです[5)]。

患者図書サービスの方法がわかる資料に『患者さんへの図書サービスハンドブック』[6)]があります。まずサービス主体別に「市民・ボランティア」「病院主導」「公共図書館」についてと，また特に配慮が必要な「小児病棟でのサービス」「医学情報サービス」について，それぞれの方法の解説と事例が紹介されています。

2 ▶ 公共図書館

公共図書館では，2012年に改正された「公立図書館の設置及び運営上の望ましい基準」において「地域の課題に対応したサービス」が新たに盛り込まれ[7)]，医療・健康情報サービスに取り組むところが増えています。

全国の公共図書館を対象とした調査[8)]によると，全回答館928館中143館（15.4％）が医療・健康情報サービスを実施中もしくは準備中とのことでした。ただ，こうしたサービスの実施にかかわらず，健康医療分野の情報，パンフレット（25.6％），闘病記（18.8％），図書リスト・パスファインダー（12.7％），診療ガイドライン（7.3％）などを提供していました。ちなみに，パスファインダーとは，図書館が特定の主題の情報源や探索方法を紹介した資料のことです。その図書館のコレクションやサービスを利用者に活用されることを目的に作成されます。このほか，展示（25.8％），コーナーの設置（23.4％），講演会，講座の実施（11.3％）と，さまざまな試みを行っていることがわかります。健康医療情報サービスを行ったことで，多くの図書館が「レファレンスや案内がしやすくなった」（81.3％）「図書館のPRができた」（53.1％）と回答していました。その一方で，課題として，専門知識を持つ職員の確保・育成（64.8％），選書（57.8％），レファレンス対応（57.0％）を挙げていました。

こうした公共図書館におけるサービスの方法がわかる資料として，『やってみよう図書館での医療・健康情報サービス』[9)]があります。内容は，まずサービスの始め方と，その背景となる医療・健康情報サービスの歴史が解説されています。さらに各論として「選書」「レファレンス」「医療・健康情報の評価」が示されています。

文献

1） 北澤京子：患者のための医療情報収集ガイド．筑摩書房，2009.
2） 中山和弘：看護情報学，1-2，医学書院，2017.
3） 山口直比古：病院の図書室：病院図書室と患者図書室，そしてその先へ．情報の科学と技術，66 (9), 467-472，2016．［ウェブサイト］https://doi.org/10.18919/jkg.66.9_467 (検索日：2020 年 9 月 14 日)
4） 前田稔：病院における読書環境の現状：2013 年全国病院患者図書館調査の結果より．日本図書館情報学会研究大会発表論文集，63, 81-84, 2015.
5） 全国患者図書サービス連絡会：全国の患者図書室リスト．2016．［ウェブサイト］http://kanjatosho.jp/the_list.html (検索日：2020 年 11 月 20 日)
6） 全国患者図書サービス連絡会：患者さんへの図書サービスハンドブック　大活字．319, 2001.
7） 文部科学省：図書館の設置及び運営上の望ましい基準 (平成 24 年 12 月 19 日文部科学省告示第 172 号)．2012．［ウェブサイト］https://www.mext.go.jp/a_menu/01_l/08052911/1282451.htm (検索日：2020 年 12 月 2 日)
8） JLA 健康情報委員会：「公共図書館における健康・医療情報サービスの実施状況の調査」報告．図書館雑誌，108 (4), 277-281, 2014.
9） 日本医学図書館協会医療・健康情報ワーキンググループ：やってみよう図書館での医療・健康情報サービス第 3 版．191，日本医学図書館協会．2017.

Chapter 3

学術情報の評価と活用

Section 1

看護に必要な学術情報の評価

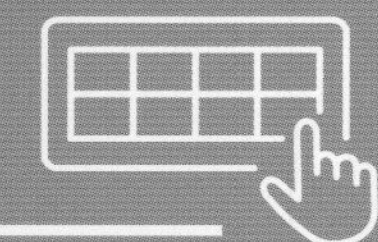

1 評価のための基礎知識

Chapter2 で述べられているように，図書館や文献データベース，インターネットなど，多様な道筋をたどることによって，自分の知りたいことがらを徹底して探すことができます。その次の段階として，探し当てた学術情報について，本文を入手するかどうか，あるいは，本文を読むかどうかなどを考える必要が出てきます。

たとえば，文献データベースやインターネットなどの検索結果を見た場合，数が多いと，どれを入手し，どれから読めばよいのか，判断に迷うことがあると思います。つまり，全文を入手する必要性や情報の価値について，自ら「学術情報を評価する」ことが求められるわけですが，この評価に自信がない人は案外多いものです。特に急いでいるときほど，的確に優先順位をつける必要がありますが，評価のポイントがよくわからないために，手っ取り早く「とりあえず」の学術情報を選んでしまっている場合もあるかもしれません。

そこで，学術情報を評価するために役立つ基礎知識についてみていきましょう。

1 ▸ 書誌事項とは

「書誌事項」という言葉は，これまで見たり聞いたりしたことがあっても，あらためて説明しようとすると，ちょっと難しいかもしれません。

科学技術情報流通技術基準（SIST：Standards for Information of Science and Technology）[1)]によると，書誌事項は「個々の文献の識別，確認の指標となる事項」のことであると説明されています。書誌事項は，「文献情報」や「書誌要素」と表現されることもあります。

具体的には，次のような項目を指します。図書や雑誌記事と同様に，インターネット上の学術情報についても同様に書誌事項を確認する必要があります。いずれも，書誌事項の各項目がきちんと判明しているかどうかが大切です。

①図書

書名，著者名，版表示，出版地，出版者（出版社），出版年（発行年），総ページ数など

②雑誌記事

標題，著者名，雑誌名，巻，号，ページ，出版年（発行年）など

③ウェブサイト

著者（発信者）名，ウェブページの題名，ウェブサイト名，入手先 URL，参照年月日など

2 ▶ 書誌事項による評価のポイント

書誌事項は，参考（引用）文献リストを記載する際に必要です。また，それだけではなく，書誌事項に関する知識は，たくさんの検索結果の中から入手すべき学術情報を選んでいく際にも役に立ちます。

具体的には，書誌事項ごとに次のような観点でチェックしていくと，文献を選ぶ際の目安になります。

①書名や雑誌記事の標題（タイトル）

どのような内容なのか

②著者名

どのような背景をもつ著者が書いたものなのか

③出版者（出版社）

どのような分野を取り扱っている出版者（出版社）なのか

④雑誌名

どのような分野を対象としているのか

学術性・実用性のいずれに力点を置いているのか

⑤出版年（発行年）

新しいのか古いのか

⑥図書の版表示

改版を重ねているものか

以上のような視点で，書誌事項について日頃から意識することによって，探したり，入手したり，読む判断をしたりすることに対して，自分なりの納得ができます。各項目においては，「良い・悪い」といった唯

一の価値を見極めるというよりは，今の自分にとって必要かどうかという基準で見ていく必要があります。

たとえば，看護実践に直結するような学術情報は，一般的により新しいほうが望ましいとされますが，看護の歴史について調べている場合には，より出版年の古いものを入手する必要も出てくるかもしれません。

以上のように，書誌事項による判断を繰り返すことによって，自分自身の学術情報に対する眼が養われ，やがて自信につながっていくことでしょう。ウェブサイトの情報については，著者名や発信者が不明なことも多いため注意が必要です(Chapter2 の「いなかもち」を参照)。

2 ケースからみた学術情報評価のポイント

1 ▸ 看護学生の場合

授業の課題レポートを書くときなどに，スマートフォンでテーマに関連するキーワードを検索してみると，Wikipedia が検索結果のトップに表示されることがあると思います。調べているテーマについて何も知識がない場合には，Wikipedia で大まかな知識を得て，何らかの手がかりをつかむことができる可能性はあります。しかしながら，Wikipedia は誰でもいつでも自由に記載や編集ができるという特性がありますので，信頼性の保証はありません。Wikipedia に記載されている引用元の情報を参考にするとしても，より信頼性の高い情報源 (図書や雑誌，ウェブサイトなど) で，あらためて自分で探索していく必要があります。信頼性を判断するためには，その本文自体の書誌事項や根拠とした参考文献等が明確であることが前提となります。

学生の場合には，教科書に書かれている内容を読み，さらにその教科書に示されている参考文献にも着目してみましょう。その中で，役に立ちそうな文献について，図書や雑誌記事などの種別や，どれがタイトルなのか，発行年はいつなのか，といった書誌事項を素早く理解することができれば，自分が利用可能な図書館の所蔵を調べて閲覧したり借りたりすることにつながっていきます。

2 ▶ 看護師の場合

『看護職の倫理綱領』[2)]において，看護職は「常に，個人の責任として継続学習による能力の開発・維持・向上に努める」ことや，「研究や実践を通して，専門的知識・技術の創造と開発に努め，看護学の発展に寄与する」ことが求められています。

したがって，学生時代にはあまり書誌事項を意識することなく過ごしていたかもしれませんが，忙しい日々の中で，効率よく信頼性の高い学術情報を活用していくためにも，書誌事項に関心をもつとよいでしょう。

たとえば，勉強会や日々のカンファレンスで必要となる学術情報には，より実用性を求められることがあると思います。一方，学会発表や論文執筆の際には，原著論文に代表されるようなより学術性の高いものが必要になるでしょう。

ちなみに，学術雑誌では，査読と呼ばれる「学術雑誌に投稿された論文の内容を査読者（referee）が審査し，当該雑誌に掲載するか否かを判定する制度」[3)]によって，掲載されている論文の質を維持する仕組みがあります。このハードルを乗り越えて初めて，著者は自分の研究成果を公表することができるのです。

臨床で必要となる幅広い学術情報について，見る眼を養うには多少の時間はかかりますが，図書や雑誌，ウェブサイトを閲覧する際に，著者（発信者）やタイトル，雑誌名などに着目する習慣を続けてみましょう。やがて，それらの書誌事項から「今の自分に必要な文献」の優先度などを見極めることができるようになります。

文献

1) 国立研究開発法人科学技術振興機構：科学技術情報流通技術基準（SIST：Standards for Information of Science and Technology）用語集．［ウェブサイト］https://jipsti.jst.go.jp/sist/perusal/index.html，（検索日：2021年9月17日）
2) 公益社団法人日本看護協会：看護職の倫理綱領．［ウェブサイト］2021．https://www.nurse.or.jp/home/publication/pdf/rinri/code_of_ethics.pdf（検索日：2021年9月17日）
3) 日本図書館情報学会用語辞典編集委員会編：図書館情報学用語辞典第5版．p.86，丸善出版，2020．

Section 2

「学問的誠実性（Academic Integrity）」のある活用

学術情報を収集して活用する場面として「①看護活動」「②学習活動」「③教育活動」「④研究活動」の4つがあります（Chapter1 Section2）。いずれの場面においても，自分が向き合っている課題について理解し，世の中の研究の進度と自分の知識の深度を推し量りながら，情報を選択し取り入れます。こうした学術的な活動によって自分の知識を更新して課題の解決に向けて活用します。

学術情報を活用するときは，それが生み出されるまでに費やされた時間と労力を想像しながら，そこに含まれる独自性（オリジナリティ）を尊重することが重要です。たとえば，レポートや論文などでは，収集した情報を用いて自分の主張を組み立てていきますが，その際，自分の主張と収集して用いた情報を区別できるように書かなければなりません。ここでは，収集した情報を活用するときに留意してほしいことを解説します。

1 学問的誠実性（Academic Integrity）

学術的な活動を行う際の誠実な態度のことをいいます。日本語ではなじみのない用語であり，訳語が定まっていないのですが，特別な考え方ではありません。国際的な組織“The International Center for Academic Integrity”では，「正直（Honesty）」「信頼（Trust）」「公正（Fairness）」「尊敬（Respect）」「責任（Responsibility）」「勇気（Courage）」という6つの価値観で形成されるとしています[1)]。たとえば「正直」と「勇気」について説明しますと，学生であれば，試験時にカンニングをするなど自分の能力を偽る行為をしない正直さと，こうした誘惑に乗らない勇気などが含まれます。また研究者であれば，実験のデータが意に沿わない結果であっても，正直に記録する，勇気を持って改ざんしないで発表する，という態度が，これにあたります。このように学習上の誠実さから研究倫理まで包含する幅広い概念です。

Section1 でも述べたように，『看護職の倫理綱領』[2)]において，看護職は「常に，個人の責任として継続学習による能力の開発・維持・向上に努める」ことや，「研究や実践を通して，専門的知識・技術の創造と開発に努め，看護学の発展に寄与する」ことが求められています。看護学生として学び始めたときから，このような価値観を共有するコミュニティの一員となったといえます。

2 著作権法

学術情報は，こうした学術的なコミュニティで共有される財産という側面があります。著作権法の用語では，思想または感情を創作的に表現したものを「著作物」，著作物を創作した人を「著作者」，著作者に対して法律によって与えられる権利のことを「著作権」といいます。著作権法は，著作者の利益を守り，その努力に報いることで，文化が発展することを目的としています。

1 ▸ 著作権の内容

ここで定められている著作権のうち，著作者本人の権利の内容は，まず 2 つに大別されます。著作物に表現されている著作者の人格を守る権利である「著作者人格権」と，「著作権者」が著作物の利用を許可してその使用料を受け取ることができる権利である「著作権（財産権）」です（**図 1**）。著作者人格権は，その趣旨から著作者から他人へ譲渡できませんが，著作権（財産権）は譲渡できます。「著作権者」とは著作権（財産権）を持つ人のことです。なかには，著者（著作者）が著作権（財産権）を学協会や出版社などに譲渡する場合があります。このとき，利用の許諾を得る相手は，著作権（財産権）を持つ学協会や出版社になります。

2 ▸ 著作物を自由に使える場合

著作物を利用するときは基本的に著作権者への許諾が必要です。ただし，例外として許諾を得ることなく利用できる場合が著作権法（第 30 条～第 47 条の 8）で定められています（**表 1**）。

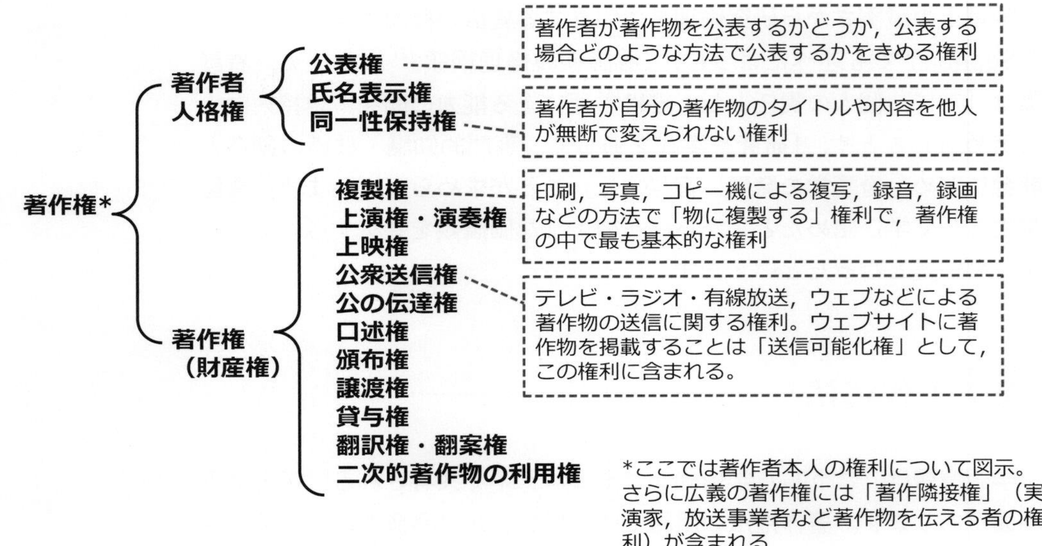

図1　著作権*の内容

表1　著作物が自由に使える例

私的使用のための複製（第30条）	家庭内で仕事以外の目的のために使用するために，著作物を複製することができる。
図書館等における複製（第31条）	一定の条件の下に，利用者に提供するための複製，保存のための複製，他の図書館のへの提供のための複製を行うことができる。
引用(第32条)	公正な慣行に合致すること，引用の目的上，正当な範囲内で行われることを条件とし，自分の著作物に他人の著作物を引用して利用することができる。
教育機関における複製等（第35条）	教育を担任する者やその授業を受ける者（学習者）は，授業の過程で使用するために著作物を複製することができる。
試験問題としての複製等（第36条）	入学試験や採用試験などの問題として著作物を複製すること，インターネット等を利用して試験を行う際には公衆送信することができる。
営利を目的としない上演等（第38条）	営利を目的とせず，観客から料金をとらない場合は，公表された著作物を上演・演奏・上映・口述することができる。ただし，出演者などに報酬を支払う場合はこの例外規定は適用されない。

文化庁「著作物が自由に使える場合」を参考に作成
(https://www.bunka.go.jp/seisaku/chosakuken/seidokaisetsu/gaiyo/chosakubutsu_jiyu.html)

著作物は著作者個人の大切な財産です。ただ，そこに含まれる情報はコミュニティで共有され，利用されることによって価値が高まるという性質があります。つまり，情報は受信者がいるから発信される価値があるのです。それなのに，すべての場合で許諾手続きをする，または料金がかかるという状況では，著作物の利用が必要以上に妨げられ，かえって価値が下がってしまう可能性があります。たとえば，研究者は論文の著作者（情報の発信者）でもありますが，利用者（情報の受信者）でもあります。先行研究を検討した結果を論文内で表現できない，つまり論文で引用ができなければ，未来に向かって研究成果を積み上げていくことができません。また，教育機関で，ある程度，著作物を教材として自由に利用できなければ，教育・学習が成り立たなくなります。このように，情報の流れが滞ると，ひいては文化の発展に寄与するという著作権法の趣旨に反することになりかねません。そこで，著作権者の利益を不当に害さないように一定の条件のもとに自由に利用できる例外事項が設けられています。

著作物を自由に利用できる場合に「図書館等における複製（第 31 条）」「引用（第 32 条）」「教育機関における複製等（第 35 条）」などがあります。このうち，図書館での資料入手について Chapter2 Section3 で説明しましたが，著作権法は，それを可能にする法的な裏付けとなっています。図書館が行うコピーサービスでは，利用者の求めに応じ，利用者の調査研究の目的のために，公表された著作物の一部分（発行後相当期間を経過し，通常の販売経路による入手が困難となった定期刊行物に掲載された 1 つの著作物についてはその全部も可）を提供します。提供する複製物（文献のコピー）は一人につき 1 部となっています。

3 引用

学術情報を活用する場面にレポートや論文の執筆時の「引用」があります。レポートや論文などでは，収集した情報を用いて自分の主張を組み立てていきますが，その際，自分の主張と収集して用いた情報を区別できるように書かなければなりません。また，文中で用いた情報が，誰の，どのようなタイトルの著作物で，どこで公表されているのかという出典を文中や文献リストに示す必要があります（**図 2**）。

著作権法では「公表された著作物は，引用して利用することができる。この場合において，その引用は，公正な慣行に合致するものであり，かつ，報道，批評，研究その他の引用の目的上正当な範囲内で行われるものでなければならない。」と定められています。一定の要件を満たしていれば，他人の著作物から許諾なしに引用することができます。

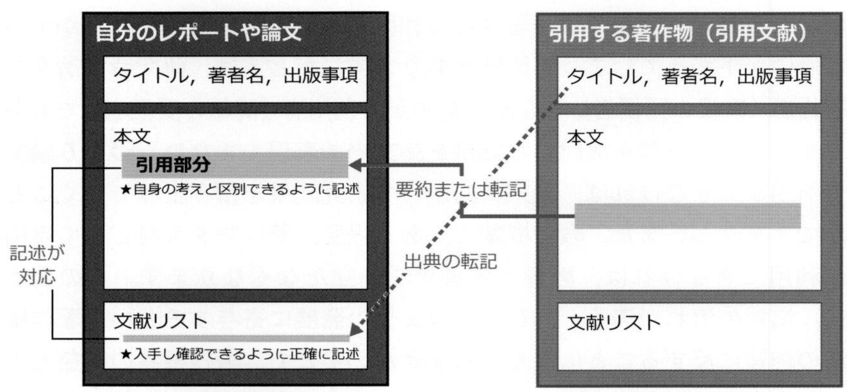

図 2　引用とは

表 2　引用するときの 6 つのポイント

1	公表された著作物を引用する
2	著作物を引用しなければならない目的がある
3	自分の著作物と引用部分との区別を明確にする
4	自分の著作物と引用する著作物との主従関係を明確にする
5	引用する目的からみて正当な範囲内で行う
6	出所を明示する

引用の要件は，この第 32 条だけではなく，関連する他の条文（著作権法第 18 条「公表権」，第 20 条「同一性の保持」，第 27 条「翻案権」，第 48 条「出所の明示」）や判例との関係性を含めて確認する必要があります。引用で考慮してほしい 6 つのポイントを示します(**表 2**)。

1 ►公表された著作物を引用する

引用の対象となる「公表された著作物」（第 32 条）とは，一般的に，出版物（図書や雑誌）へ掲載されたもの，ウェブサイトで公開されたものが含まれます。他人の未公表の著作物を引用することは，著作者の許諾なしではできません。著作者が著作物を公表するかどうか，公表する場合どのような公表方法でするかを決める権利である「公表権」を侵害することになります。

引用する必然性や，重要な理由がない限り未公表のものは用いないでください。公表されたものは，それだけ多くの人の目にふれ，評価される機会があるということです。特に図書や雑誌などの出版物は，Section1 でも述べられているように，多くの場合，著者や出版者が示されています。つまり，誰が本を作っているかという責任の所在，権利関係が明らかにされています。また，執筆者のみではなく編集者の目を通して本が作られています。公表されたもののほうが法的にも，また内容の質的にもトラブルに巻き込まれるリスクが低いといえます。

2 ▶ 著作物を引用しなければならない目的がある

自分が表現するうえでほかの著作物を引用するときには，その必然性が求められます。たとえば，レポートでは，同じ立場の主張を引用して自分の主張を強めること，調査データを引用して自分の主張を補強することなどがあります。論文では，研究で扱う概念を定義すること，複数の先行研究を示して自分が行った研究の意義を主張することなどがあります。後述しますが，引用する範囲は，こうした目的に必要な部分のみ，かつ著作権者の不利益にならないようにします。

このため，適切な引用は，自分が表現したいことと，引用する著作物（引用文献）のなかで表現されていることの，両者への深い理解によって可能になります。このために，レポートや論文であれば，まず，自分が書いている文章を読み返して推敲する作業が必要になります。また，収集したものから複数の文献を比較して引用対象を選択し，文章を書きながら引用文献を読み返す作業を何度も行って理解を深めていきます。

つまり「引用を正しく行い，それを活用することができるようになることと，一人前の著者になることとは，ほとんど同義」[3)]なのです。

3 ▶ 自分の著作物と引用部分との区別を明確にする

自分の著作物内では自作の部分と引用部分を明確に区別できるように表現します。その方法として直接引用と要約引用（間接引用）があります。直接引用とは，引用する著作物（引用文献）の一部をそのまま用いる方法です。引用する範囲が短い場合は「　」で括って表示し，長い場合はインデント（本文との間の行をあけたり，行頭を本文より下げたりして明確に区別）して表示します。要約引用（間接引用）とは，引用文献の文章を要約して用います。

著作権法では，著作者には「同一性の保持権」（第 20 条），著作権者には「翻案権」(第 27 条) があり，一見，許諾なしに行えるのは直接引用のみのように読めます。しかし実際は判例により，要約引用も許諾なく行うことが認められています。

直接引用は，それが必要もしくは効果的であるときに行いますが，通常，看護学でレポートや論文を執筆するときは要約引用を行います。要約引用を行うときは引用文献での記述の意味が変わらないように注意します。

4 ▸ 自分の著作物と引用する著作物との主従関係を明確にする

自分の著作物が「主」であり，引用する著作物 (引用文献) が「従」であることが求められます (最高裁判所判例 昭和 55 年 3 月 28 日判決)。自分の著作物が「主」であるかどうかは，自分の著作物に対する他の著作物の割合が多いほど認められにくくなるのですが (**図 3**)，その分量に明確な基準があるわけではありません。割合を考えるとき，問題とする記述をどの範囲とするかということで違ってくるからです。たとえば，自分の論文内の 1 つの章を引用文献の 1 つの章からそのまま書き写すという行為は許されません(**図 4**)。

このように，分量の多少のみではなく，前述の引用する目的や，レポートや論文などでは，属する専門分野の慣行や研究手法などを考慮しながら判断します。

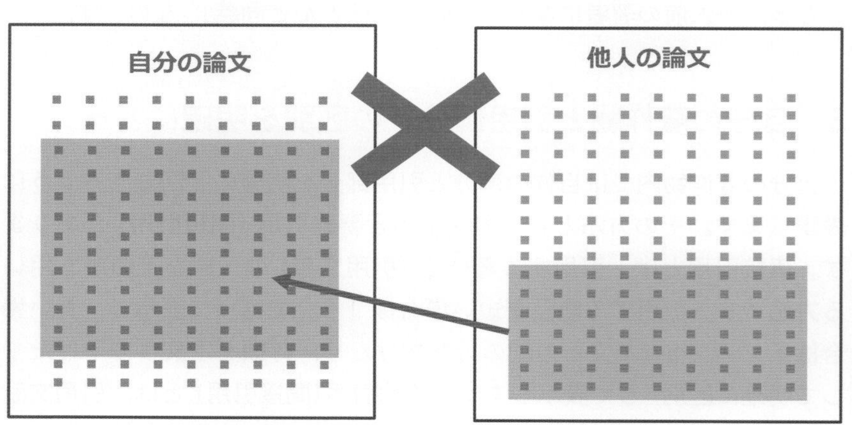

図 3　大部分が他人の論文

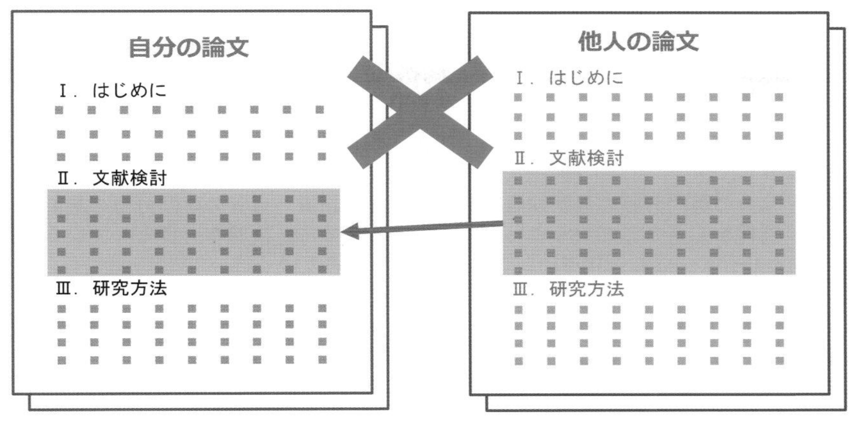

図４　１つの章が他人の論文からの書き写し

5 ▶ 引用する目的からみて正当な範囲内で行う

引用する範囲は，前述のとおり，その目的からみて必要な部分のみ，自分の著作物が「主」であり，引用する著作物（引用文献）が「従」であるようにします。そのうえで，著作権者の不利益にならない配慮が必要です。引用する部分が，自分の記述では一部であっても，引用文献において大部分，あるいは文献の中核となるような重要な部分であれば，引用の「正当な範囲」（第 32 条）とされない可能性があります。

このように，引用の範囲を超えて用いる場合を「転載」といい，後述するように，教育での利用などを除き，基本的に著作権者の許諾が必要です。特に注意が必要な例として図表があります。図表は独立した一つの著作物として取り扱われ，一つの図表を丸ごと用いる場合は「一部」とはならないことがあります。また一つの図表に著作物全体の重要な要素が集約されていて，別の著作物で公表されると不利益になると捉えられる場合もあります。つまり，図表は転載となる可能性が高い部分と考えたほうがよいといえます。

6 ▶ 出所を明示する

「出所の明示」（第 48 条）とは，自分の著作物の引用部分に，どの著作物のどの部分を用いたかを明確に示すことです。たとえばレポートや論文では，本文の引用部分の近くに，それとわかるように引用文献の著

表3　引用文献の示し方(例)

	著者名・出版年方式(ハーバードスタイル)	引用順方式(バンクーバースタイル)
文献リストの並べ方	著者名のアルファベット順	本文中での引用文献の出現順
代表的なスタイル	APA (米国心理学会)	NLM (米国国立医学図書館)
本文内の引用の示し方	…看護師を対象としたアンケート調査では，看護や診療　自分の専門分野の最新知識を得るために，情報を必要としていることが報告されている(阿部，武藤，2004)。…	…看護師を対象としたアンケート調査では，看護や診療　自分の専門分野の最新知識を得るために，情報を必要としていることが報告されている[3)]。…
文献リストの書き方	阿部信一，武藤桃子．(2004)．看護師の情報ニーズと情報探索行動：慈恵医大医学部看護学科平成12年度卒業生を対象にしたアンケート調査．看護と情報，11, 42-48.	3) 阿部信一，武藤桃子：看護師の情報ニーズと情報探索行動：慈恵医大医学部看護学科平成12年度卒業生を対象にしたアンケート調査．看護と情報，2004; 11: 42-48.
特徴	本文を読むだけで誰がいつ発表した研究なのかがわかる。 ただし，著者名が長い，あるいは共著者が何人もいる場合などに本文内の記述が冗長になり，文章の筋が追いにくくなる。	文献リストから本文内の引用部分を確認しやすい。また本文内の記述も番号で短く端的に示すことができる。 ただし，本文を読むだけでは誰の研究を引用したかわからないため，文献リストと行き来することになり，思考の流れが妨げられやすい。

「引用の示し方」の例は以下を参考に作成
富田美加，岩澤まり子：摂食障害領域を対象とした看護の高度化に向けた症例報告の構成要件の構造化．日本健康医学会雑誌，21(4):252-260,2013.

者名や番号を記述し，本文の後に続く引用文献のリストと対応させて示します。文献リストには，引用文献の書誌事項，つまり，著者名，タイトル，図書の場合は出版者名，学術雑誌論文の場合は雑誌名などを記載します。このように引用文献の書誌事項を示すことは，学術的にも，自分の論文やレポートの読者が必要に応じて引用された文献を入手し，確認・検証できるという意味があります。

引用文献の示し方には，さまざまなスタイルがあります。たとえば，目印を文献の著者名と出版年を組み合わせて表記する方式や，番号をふる方式があります(**表3**)。どのスタイルを使うかは，レポートの提出先，論文の投稿先によって違います。書き始める前に確認してください。

出所の明示は面倒な作業ですが，これを支援する機能を備えたシステムやツールがあります。たとえば，Chapter2 Section1で述べたように，Google Scholarには，検索結果として表示した文献に対して，自動的に文献リストの形に変換する機能があります。PubMedにも同様の機能があります(**図5**)。また，Google Scholarには「EndNote」

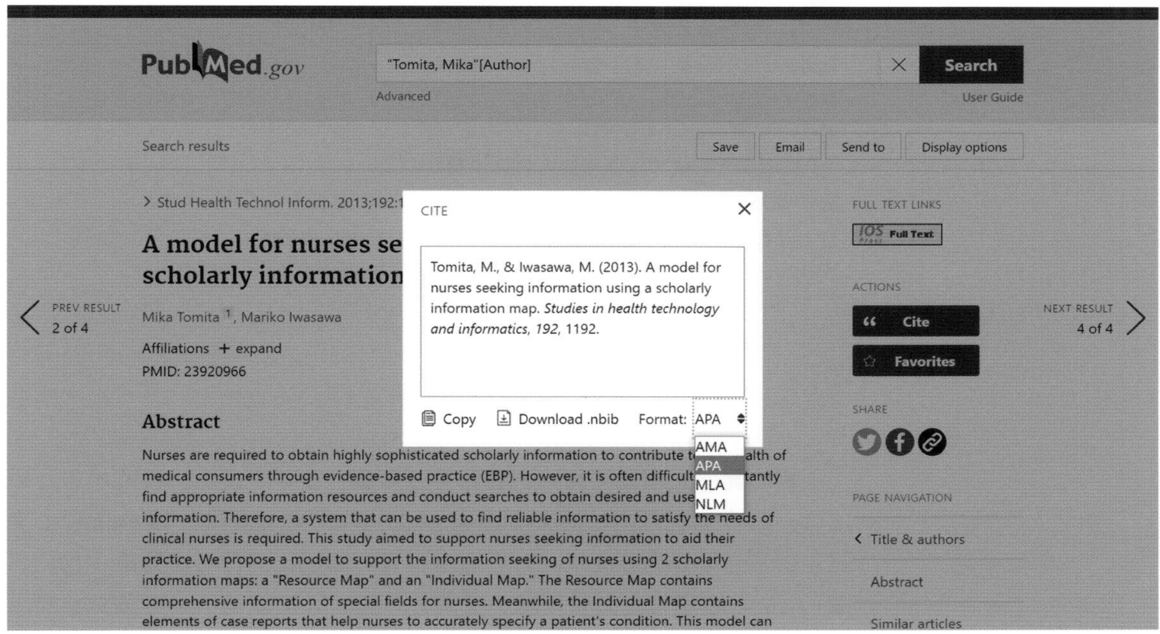

図5　PubMed "Cite

表4　文献管理ツールの例

ツール名		日本語によるサポートのページ
EndNote	有料	https://www.usaco.co.jp/endnote/
RefWorks	有料	http://www.sunmedia.co.jp/e-port/refworks/
Mendeley	有料，無料版あり	https://www.elsevier.com/ja-jp/solutions/mendeley/
Zotero	無料	https://www.zotero.org/support/ja/start/

「RefWorks」などのツールへ書誌データをインポートする機能があることも述べました。「EndNote」や「RefWorks」は，Googleなどの検索エンジンや，「医中誌Web」や「CiNii Articles」などの文献データベースから書誌データを取り込んで保存・管理するツールです。書誌データをレポートの提出先，論文の投稿先が指定する様式に変換する機能があります。このようなツールにはさまざまなものがありますが(表4)，検索エンジンで「文献管理ソフト」や「文献管理ツール」と入れて検索すると情報が得られます。自分に合ったものを選んで利用してください。

表 5　転載を依頼するときに著作権者に伝える情報

転載の目的(転載する著作物)
転載を希望する部分(図表や写真，文章など)のコピー(改変して用いる場合はどのように変えるかも明示)
正確な出所(転載する著作物の書誌事項)
依頼者の連絡先

日本医書出版協会「引用と転載について」を参考に作成
(https://www.medbooks.or.jp/copyright/forauthor/quot.php)

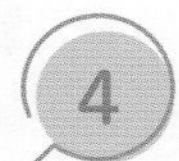

4 著作物の使用許諾を得る方法

引用の範囲を超えて用いる場合を「転載」といいます。転載するためには，著作物を自由に使える場合(101 頁参照)を除き，著作権者に許諾を得る必要があります。たとえば「教育機関における複製等」(第 35 条)にあたる場合，教育機関で授業の一環としてレポートや論文を提出するのみで外部に公表しないときなどは，著作権者に許諾を得る必要はありません。ところが外部に公表する場合，学術雑誌論文や図書として出版するとき，あるいはウェブ上で公開するときには，基本的に使用許諾が必要となります。使用許諾を依頼するときは，その目的や希望内容などを伝えます(**表 5**)。前述のとおり，著作者には同一性保持権がありますので，なるべく改変はせず原形を保持することが必要です。改変する場合は変更内容も含め許諾を得ます。実際に行うときは，著作権者である学協会や出版社などの著作権者方針や手続きなどをよく確認して行ってください。

5 盗用(Plagiarism)

出所の明示をしない，または無断で転載するなど，適切に引用しない行為は著作権侵害にあたり，最悪の場合は，被害者である著作権者の告訴によって懲役または罰金などの処罰が下されることがあります 。

また，レポートや論文などのなかに，複数の論文等をモザイクのように組み合わせて自作の部分がない，自分の考えがほとんど表現されていないものがあります(**図 6**)。あるいは，たまたま耳にした他人のアイデアを使って論文を書いてしまう人がいます。これらのことは，特定の著

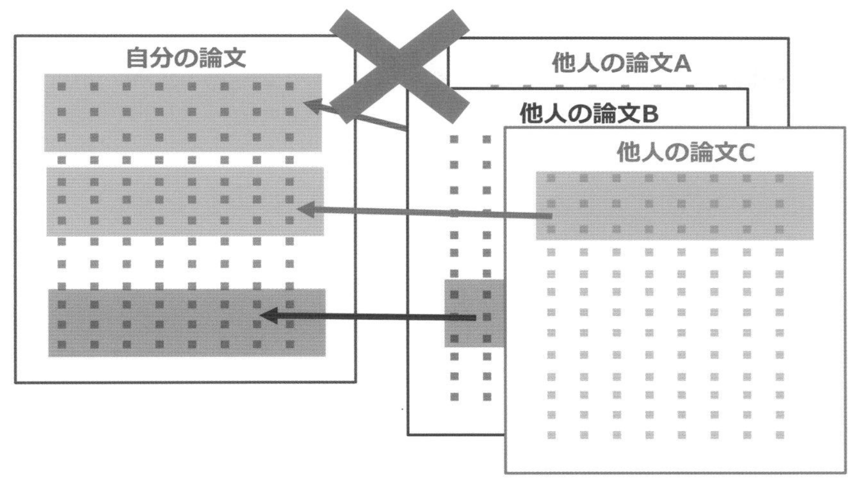

図 6　モザイクのような論文

作権者から訴えられなかったり，著作権法の範囲外のことであったりして，著作権侵害として罰せられないかもしれませんが，学問的誠実性に反し，社会的な信頼を失う行為です。

以上の行為を総称して「盗用(Plagiarism)」といいます。「剽窃(ひょうせつ)」「盗作」といい換えることができます。盗用は，悪意がなかったとしても，引用についての知識不足や，文章の推敲が十分でないための見落としなどから起こしてしまう場合があります。知らずに不正を行っていたという事態に陥らないために，引用についての知識を持ち，十分な文章作成の時間が持てるように準備してください。

文献

1) International Center for Academic Integrity: The fundamental values of academic integrity. 3rd ed. 2021. [ウェブサイト] http://www.academicintegrity.org/the-fundamental-valuesof-academic-integrity (検索日：2021 年 9 月 27 日)
2) 公益社団法人日本看護協会：看護職の倫理綱領. 2021. [ウェブサイト] https://www.nurse.or.jp/home/publication/pdf/rinri/code_of_ethics.pdf (検索日：2021 年 9 月 27 日)
3) 林紘一朗：第 1 章 学問における引用の役割 (林紘一朗，名和小太郎：引用する極意 引用される極意). 勁草書房，p.15, 2009.

Chapter 4

学術情報探索のケース別解説

Section 1

看護学生が授業の課題レポートを作成するケース

身近で入手可能な書籍を活用する

ケース 1

看護学生ハルトさんは，看護学概論の授業でレポートを書くことになりました。ハルトさんは入学後初めてのレポート課題を前に，何から着手したらよいのかとまどっています。

- ●授業で出された課題：「ヴァージニア・ヘンダーソン」について各自が調べたレポートをもとにディスカッションする。来週の授業開始時に，レポートを持参する。
- ●レポートの分量：A4 サイズ 3 枚程度(4,000 字程度)
- ●提出期限：1 週間後

1 手持ちの教科書を活用する

ポイント● 目次や索引(インデックス) を活用する

ハルトさんは，ヘンダーソンという人名を初めて知ったため，授業で使用している教科書をよく確認してみようと思いました。まず，目次(図 1) から，ヘンダーソンのことが書かれている部分を探して読むことにしました。他にもヘンダーソンについて書かれている箇所はないか，教科書の後ろのほうにある索引 (インデックス) (図 2) も確認し，該当するページを読みました。

目次

図 1　本の仕組み（目次）

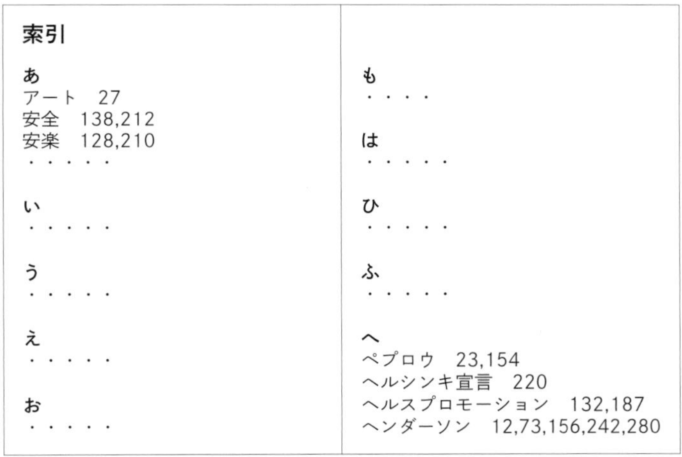

索引

図 2　本の仕組み（索引）

2　教科書で紹介されている参考文献を読む………

ポイント●　教科書には参考文献（図 3）が示されているため，それらを活用する

次に，ハルトさんは教員にお薦めの本を紹介してもらうことにしました。すると，教科書には章や節ごとに文献のリストが明記されていることを教えてもらうことができました。そこで，教科書で紹介されていた『看護の基本となるもの』[1]を読もうと考え，学校の図書館に行きました。図書館に来るのは2回目で，どの書架に行けばよいのかわかりません。カウンターの司書（図4）に尋ねてみると，本がある場所をていねいに教えてくれました。この本は，授業関連の図書が集約されている特別な棚に並べられていました。手に取って読んでみると，少し難しく感じる文章もあり，理解できない部分もあったのですが，これから看護学を学んでいくことが楽しみになりました。

Tips

図書館では司書に何でも聞いてみよう。

44　第1章　看護学とは	45
…………………………	…………………………
	参考文献 1)・・・・・・・・・・・・・ 2)・・・・・・・・・・・・・ 3) ヴァージニア・ヘンダーソン著，看護の基本となるもの（再新装版），日本看護協会出版会，2016. 4)・・・・・・・・・・・・・ 5)・・・・・・・・・・・・・ 6)・・・・・・・・・・・・・ 7)・・・・・・・・・・・・・ 8)・・・・・・・・・・・・・ 9)・・・・・・・・・・・・・ 10)・・・・・・・・・・・・・ 11)・・・・・・・・・・・・・

図3　本の仕組み（参考文献）

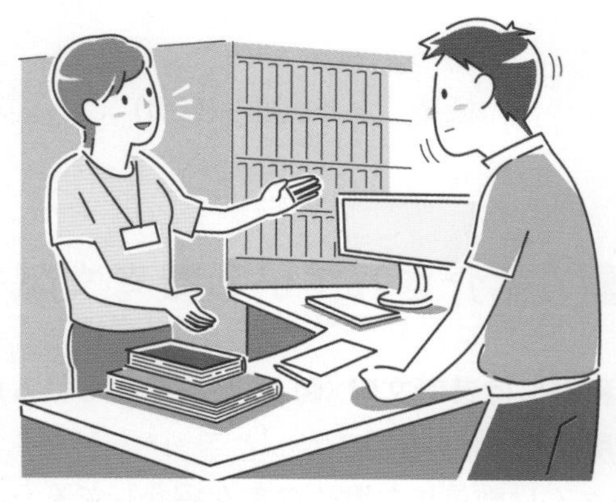

図4　カウンターの司書

3 教科書や参考図書が並んでいる図書館の棚を探す

ポイント● 図書館を活用する

さらに，他の本を探すため，再び図書館に行ってみることにしました。看護学概論や看護理論の本が並んでいる本棚（図 5）を眺めて，1 冊ずつ手に取ってみると，どの本にもヘンダーソンのことが書かれていて，どれを参考にしたらよいか迷ってしまいました。

そこで，たくさんの看護理論が紹介されている学生向けの解説書と，ヘンダーソンの考えを詳しく解説した本が何冊かあったので，それらを借りて読むことにしました。実際には，難しい本もあったことや，提出までの期限が 1 週間しかなかったことから，すべてを読むことはできませんでしたが，看護学の入り口に立った実感が湧いてきてうれしくなりました。

本を読む合間に，スマートフォンを使って，ヘンダーソンのことが書かれた Wikipedia を読んでみると，ヘンダーソンの生涯がわかりやすく整理されていて，学生としてはとてもわかりやすく感じたのですが，誰が書いているのかや何をもとにして書かれているのかが不明で，内容の信頼性がよく判断できなかったため，レポートの引用文献には使用しないことにしました。

最終的には，教科書に書かれた年表をもとに時代背景や個人史を整理し，ヘンダーソンの提唱した看護の概念を項目に分けてレポートとして

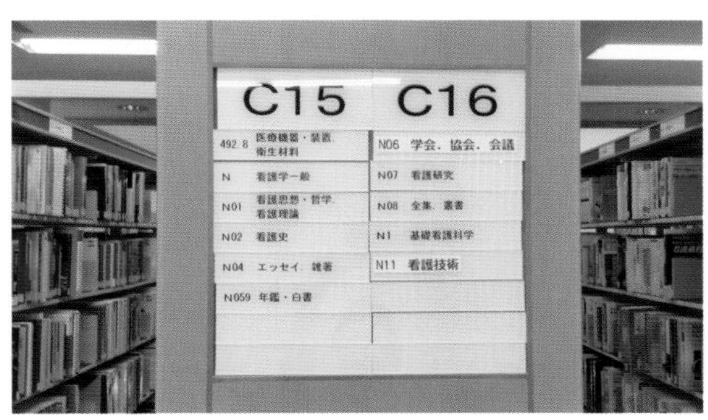

図 5 看護学関連の書架（茨城県立医療大学附属図書館の例）

まとめることができました。

 まとめ

看護学生としてスタートしたばかりのときには，高校までの学習の進め方と異なる部分が多くあり，とまどうことも多いと思います。初めてその分野を学ぶ場合に，頼りになるのは，教科書や参考書として，授業中に提示されたものが役に立ちます。特に学習内容が体系的に整理された入門書（教科書等）は，学生の強い味方です。学習の過程で必要となる知識は，やみくもにスマートフォンでネット検索していると時間ばかりかかってしまい，結局なにも見つからずに終わってしまうことが多いものです。身近な教科書はきっと確かな手がかりを与えてくれることでしょう。

Tips

スマホやネットでやみくもに調べても何も見つからないことがある。身近な教科書も活用してみよう。

また，授業で課されるレポートなどでは，提出までにどれくらいの期間があるかによって，探す範囲や深さが変わってきます。どの範囲をどの深さまで探すかをあらかじめ検討してから取りかかるとよいでしょう。もちろん，期限に余裕があれば，図書館に所蔵されていない資料を取り寄せるなどして，徹底的に調べてみると，学ぶ楽しさも倍増するというものです。

文献

1） ヴァージニア・ヘンダーソン著，湯槇ます・小玉香津子訳：看護の基本となるもの．日本看護協会出版会，2016.

Section 2

看護学生が臨地実習で記録物を作成するケース
インターネットで正確な情報を検索，いながらに入手

ケース
2

看護学生のアオイさんは，看護師になることは子どもの頃からの夢です。アオイさんにとって初めての病院実習が3日後に始まります。これまで一生懸命に勉強してきたことを，いよいよ実際の患者さんに役立てることができるのだと思うと，身の引き締まる思いでいっぱいです。一方，以前，実習の様子を先輩たちに聞いたところによると，実習期間中は毎日，実習記録を書くのが大変だということでした。これから始まる実習に対して，期待も大きい半面，記録物に対する不安も感じています。さあ，あなたなら，アオイさんにどのような助言をしてあげられるでしょうか？

●受け持ち患者さんに関する事前情報：70歳代後半の男性。大腸がんの手術のために，アオイさんの実習初日に入院予定

1 事前学習に必要な資料を収集する

ポイント1● これまでの授業で使用した教科書などをいつでも参照できるように，手元に取り出しておく

ポイント2● ウェブサイトも活用して，最新かつ信頼性の高い情報源で基本事項を押さえておく

アオイさんは，今わかっている情報を手がかりに，参考にできそうな資料について考えてみました。まず，「成人看護学」や「薬理学」「人体の構造と機能」「基礎看護技術」などの授業で使用した教科書やノート，授業資料などを，一か所に集めてみました。1年前のノートやファイルはなかなか探すのが大変でしたが，なんとかすべて取り出すことができました。

また先日，サークルの先輩に実習中の勉強方法について相談したとこ

Tips

実習前に教科書だけでなく信頼できるネット情報で患者さんについて調べてみる。

ろ，「インターネットもけっこう役に立つよ」と教えてもらいましたので，スマートフォンやパソコンからも調べようと思いました。大腸がんについては，Minds ガイドラインライブラリやがん情報サービスのウェブサイトを検索して，必要な情報をメモしたり画面をダウンロードしたりしました(図 1，2)。

✍Minds ガイドラインライブラリ

Medical Information Distribution Service の頭文字に由来し，質の高い診療ガイドラインの普及を通じて，患者と医療者の意思決定を支援し，医療の質の向上を図ることを目的としている。

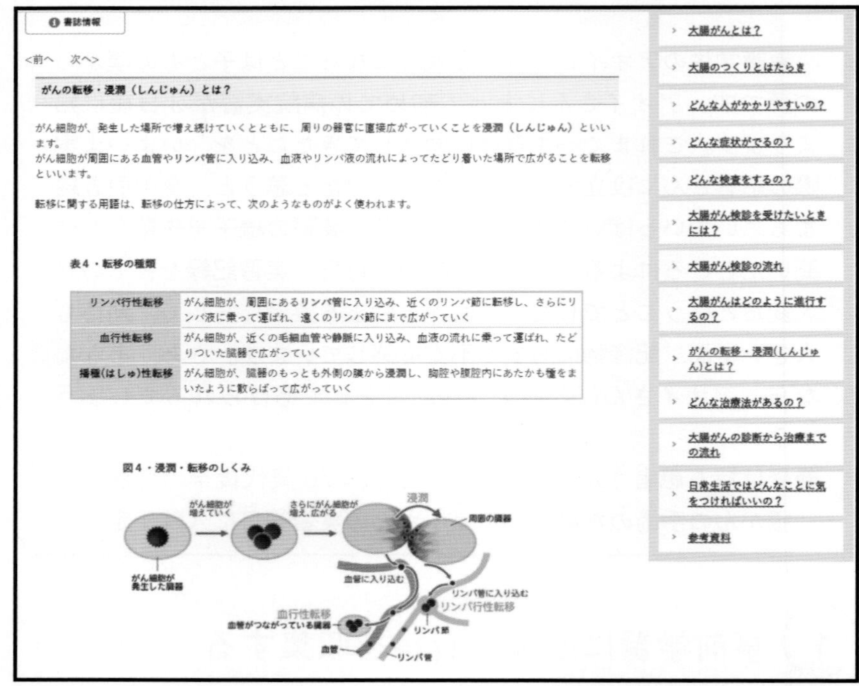

書誌情報

<前へ　次へ>

がんの転移・浸潤（しんじゅん）とは？

がん細胞が、発生した場所で増え続けていくとともに、周りの器官に直接広がっていくことを浸潤（しんじゅん）といいます。
がん細胞が周囲にある血管やリンパ管に入り込み、血液やリンパ液の流れによってたどり着いた場所で広がることを転移といいます。

転移に関する用語は、転移の仕方によって、次のようなものがよく使われます。

表4・転移の種類

リンパ行性転移	がん細胞が、周囲にあるリンパ管に入り込み、近くのリンパ節に転移し、さらにリンパ液に乗って運ばれ、遠くのリンパ節にまで広がっていく
血行性転移	がん細胞が、近くの毛細血管や静脈に入り込み、血液の流れに乗って運ばれ、たどりついた臓器で広がっていく
播種(はしゅ)性転移	がん細胞が、臓器のもっとも外側の膜から浸潤し、胸腔や腹腔内にあたかも種をまいたように散らばって広がっていく

図4・浸潤・転移のしくみ

- 大腸がんとは？
- 大腸のつくりとはたらき
- どんな人がかかりやすいの？
- どんな症状がでるの？
- どんな検査をするの？
- 大腸がん検診を受けたいときには？
- 大腸がん検診の流れ
- 大腸がんはどのように進行するの？
- がんの転移・浸潤(しんじゅん)とは？
- どんな治療法があるの？
- 大腸がんの診断から治療までの流れ
- 日常生活ではどんなことに気をつければいいの？
- 参考資料

Minds ガイドラインライブラリ　大腸がんの解説画面
(https://minds.jcqhc.or.jp/n/pub/3/pub0042/G0000208/0010)

図 1　Minds ガイドラインライブラリによる大腸がんの解説画面

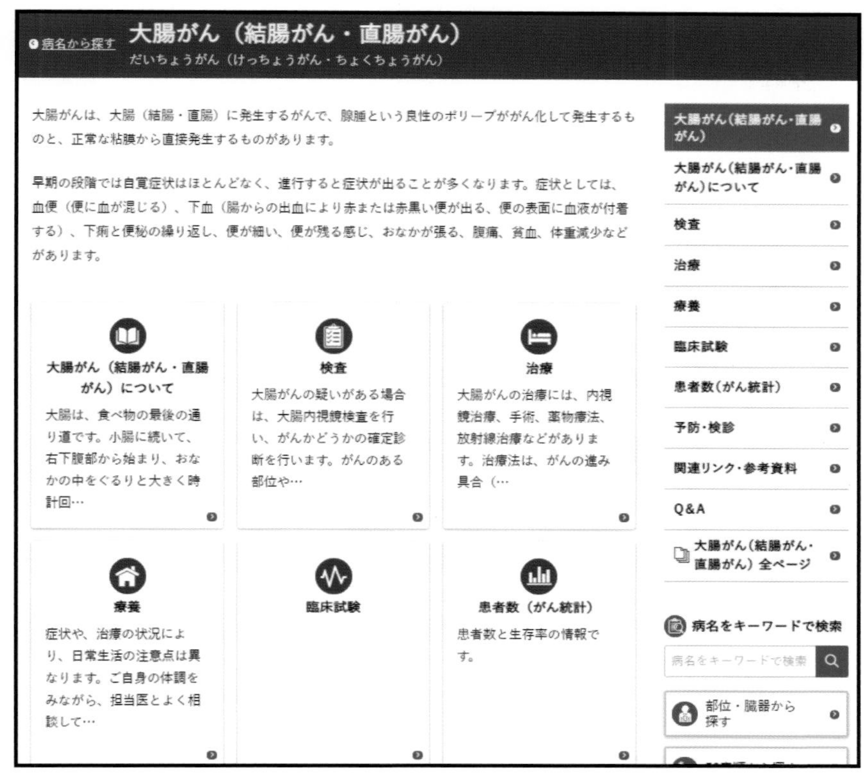

図 2　がん情報サービスによる大腸がんの解説画面

次に，実習開始後に，治療で使用される薬剤についていつでも調べることができるように，医薬品医療機器総合機構のウェブサイトをあらかじめ確認しておきました(図 3)。

さらに，看護過程の授業で使用した資料類についてもよく確認して，実習初日に情報収集すべき項目を整理するとともに，実習期間中に必要となるすべての記録用紙を準備しました。

✍医薬品医療機器総合機構

医薬品の副作用や生物由来製品を介した感染等による健康被害に対して，健康被害救済や承認審査，市販後における安全性に関する情報の収集，分析，提供を行うことを通じて，国民保健の向上に貢献することを目的としている。

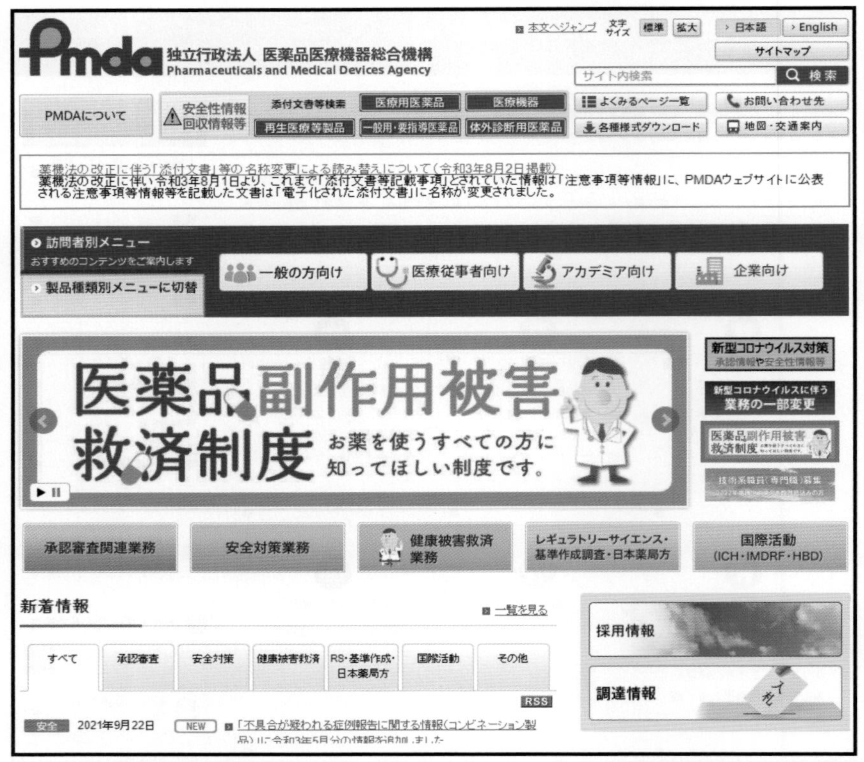

図3　医薬品医療機器総合機構の画面

② 実習の進行状況に合わせて必要な資料を追加探索する

ポイント1 受け持ち患者の情報収集が深まるにつれて，必要となる資料は変化することを理解しておく

ポイント2 受け持ち患者の状況に似通った事例に関する文献を探し出すと，看護過程の展開に役に立つ

いよいよ実習が始まりました。実際に患者さんのベッドサイドに行ってみると，難聴があり，言語的コミュニケーションをとることが難しい場面がありました。また，情報収集を進めていくと，手術の術式や術後ケア，家族看護など，調べなくてはならないことが追加でたくさん出てきました。20年前に高血圧を指摘され，内服薬を服用していることも

Tips

実習中は信頼できるネットの情報源を知っていると便利。

わかりました。家に帰って，スマートフォンでMindsガイドラインライブラリや医薬品医療機器総合機構のウェブサイトにアクセスし，高血圧について追加で調べてみました(図4)。

アオイさんは，関連しそうな授業の教科書や資料を見てみましたが，範囲が広すぎて，とても明日までに記録として整理することは難しいと思いました。そこで，スマートフォンを使用してGoogle ScholarやCiNii Articlesで受け持ち患者さんとよく似た事例が載っている文献がないか調べてみることにしました(図5，6)。まったく同じ状況の事例ではありませんでしたが，看護過程の展開に参考になりそうな文献をいくつかPDFで入手することができました。これらの資料は，実習終了

✍Gogle Scholar

24頁参照

✍CiNii Articles

27頁参照

Tips

ネットで同じような事例を探し，レポート作成に活用してみる。

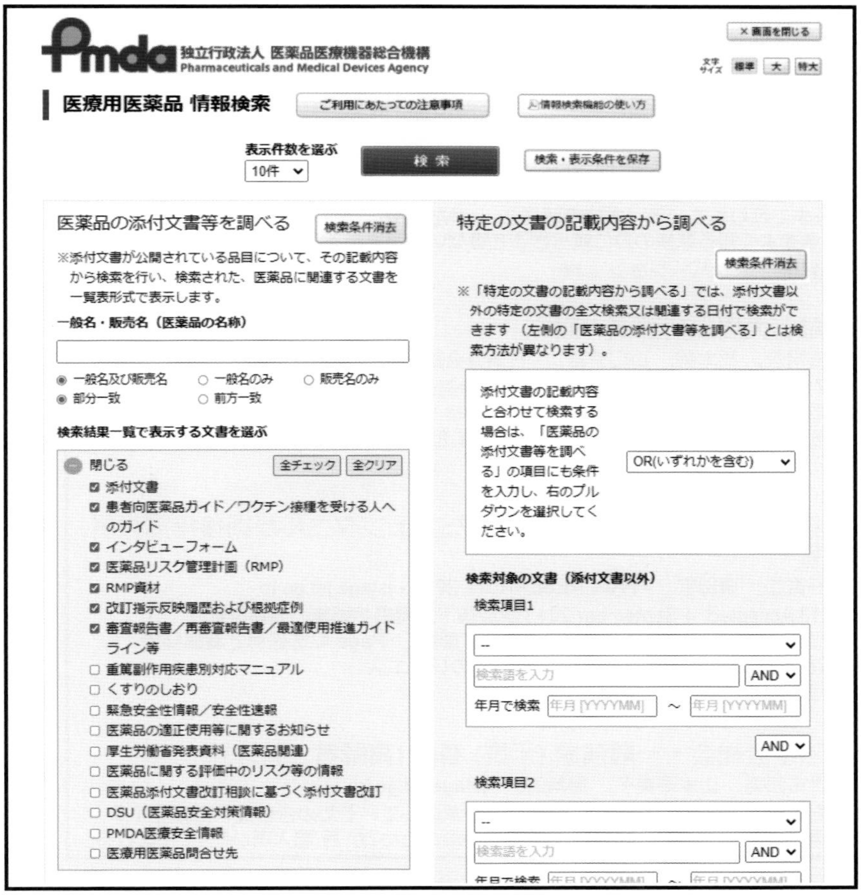

図4　医薬品医療機器総合機構による薬剤検索画面

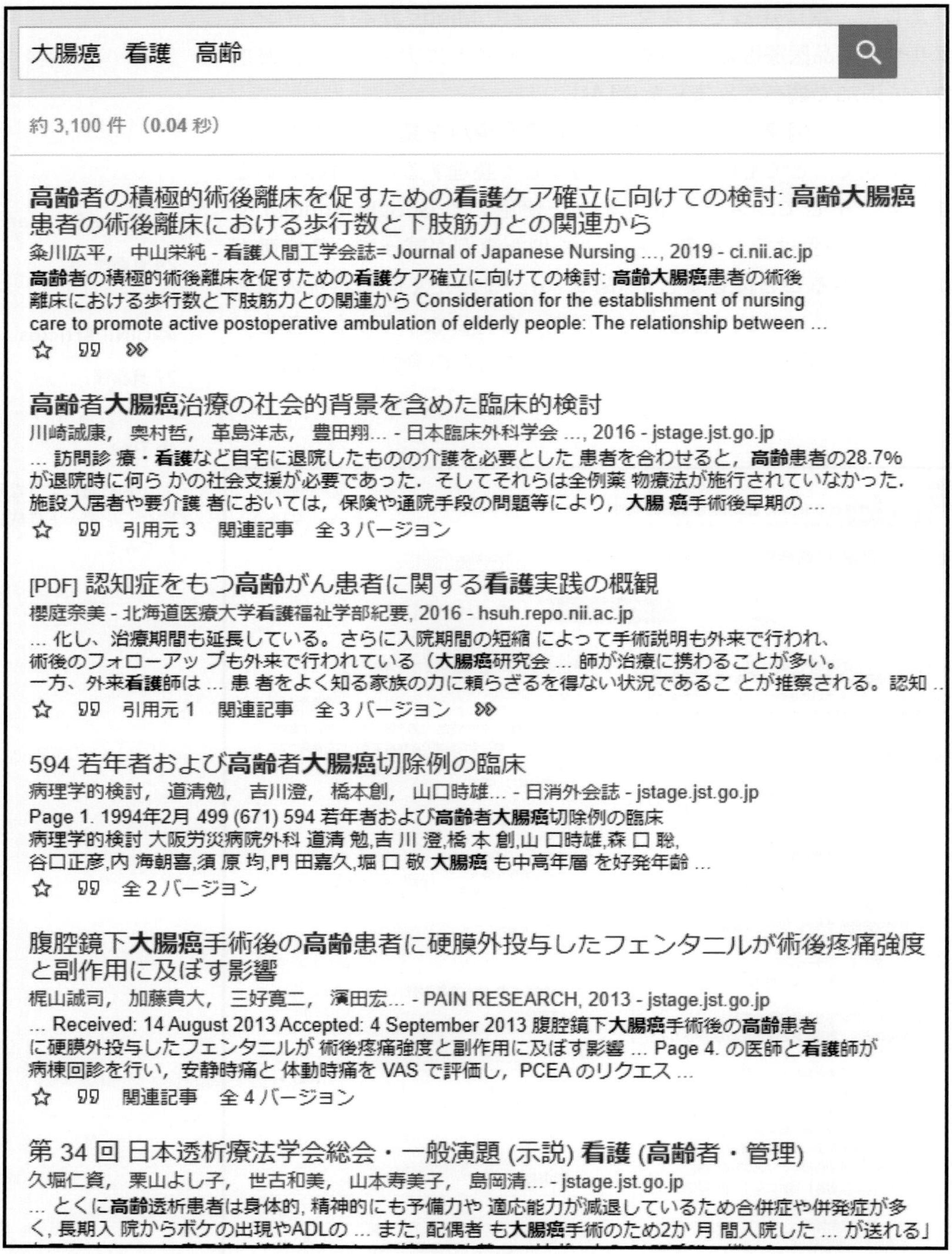

大腸癌　看護　高齢

約 3,100 件 （0.04 秒）

高齢者の積極的術後離床を促すための**看護**ケア確立に向けての検討: **高齢大腸癌**患者の術後離床における歩行数と下肢筋力との関連から
粂川広平， 中山栄純 - 看護人間工学会誌= Journal of Japanese Nursing ..., 2019 - ci.nii.ac.jp
高齢者の積極的術後離床を促すための**看護**ケア確立に向けての検討: **高齢大腸癌**患者の術後離床における歩行数と下肢筋力との関連から Consideration for the establishment of nursing care to promote active postoperative ambulation of elderly people: The relationship between ...
☆ 99 ≫

高齢者**大腸癌**治療の社会的背景を含めた臨床的検討
川崎誠康， 奥村哲， 革島洋志， 豊田翔... - 日本臨床外科学会 ..., 2016 - jstage.jst.go.jp
... 訪問診 療・**看護**など自宅に退院したものの介護を必要とした 患者を合わせると，**高齢**患者の28.7% が退院時に何ら かの社会支援が必要であった．そしてそれらは全例薬 物療法が施行されていなかった．施設入居者や要介護 者においては，保険や通院手段の問題等により，**大腸 癌**手術後早期の ...
☆ 99 引用元 3 関連記事 全 3 バージョン

[PDF] 認知症をもつ**高齢**がん患者に関する**看護**実践の概観
櫻庭奈美 - 北海道医療大学看護福祉学部紀要, 2016 - hsuh.repo.nii.ac.jp
... 化し、治療期間も延長している。さらに入院期間の短縮 によって手術説明も外来で行われ、術後のフォローアッ プも外来で行われている（**大腸癌**研究会 ... 師が治療に携わることが多い。一方、外来**看護**師は ... 患 者をよく知る家族の力に頼らざるを得ない状況であるこ とが推察される。認知 ...
☆ 99 引用元 1 関連記事 全 3 バージョン ≫

594 若年者および**高齢**者**大腸癌**切除例の臨床
病理学的検討， 道清勉， 吉川澄， 橋本創， 山口時雄... - 日消外会誌 - jstage.jst.go.jp
Page 1. 1994年2月 499 (671) 594 若年者および**高齢**者**大腸癌**切除例の臨床 病理学的検討 大阪労災病院外科 道清 勉,吉 川 澄,橋 本 創,山 口時雄,森 口 聡, 谷口正彦,内 海朝喜,須 原 均,門 田嘉久,堀 口 敬 **大腸癌** も中高年層 を好発年齢 ...
☆ 99 全 2 バージョン

腹腔鏡下**大腸癌**手術後の**高齢**患者に硬膜外投与したフェンタニルが術後疼痛強度と副作用に及ぼす影響
梶山誠司， 加藤貴大， 三好寛二， 濱田宏... - PAIN RESEARCH, 2013 - jstage.jst.go.jp
... Received: 14 August 2013 Accepted: 4 September 2013 腹腔鏡下**大腸癌**手術後の**高齢**患者に硬膜外投与したフェンタニルが 術後疼痛強度と副作用に及ぼす影響 ... Page 4. の医師と**看護**師が病棟回診を行い，安静時痛と 体動時痛を VAS で評価し，PCEA のリクエス ...
☆ 99 関連記事 全 4 バージョン

第 34 回 日本透析療法学会総会・一般演題 (示説) **看護** (**高齢**者・管理)
久堀仁資， 栗山よし子， 世古和美， 山本寿美子， 島岡清... - jstage.jst.go.jp
... とくに**高齢**透析患者は身体的, 精神的にも予備力や 適応能力が減退しているため合併症や併発症が多く, 長期入 院からボケの出現やADLの ... また, 配偶者 も**大腸癌**手術のため2か 月 間入院した ... が送れる」

図 5　Google Scholar による文献検索画面

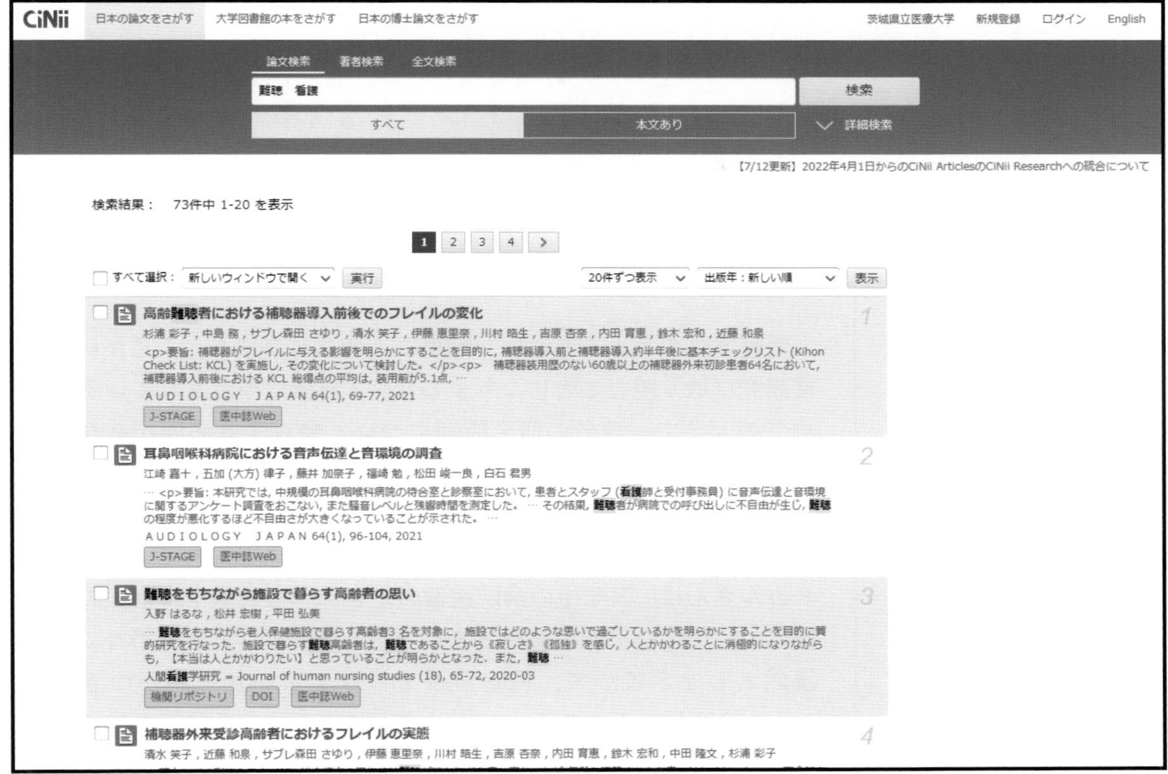
CiNii
日本の論文をさがす
大学図書館の本をさがす
日本の博士論文をさがす
茨城県立医療大学
新規登録
ログイン
English
論文検索
著者検索
全文検索
難聴　看護
検索
すべて
本文あり
詳細検索
【7/12更新】2022年4月1日からのCiNii ArticlesのCiNii Researchへの統合について
検索結果：　73件中 1-20 を表示
1 2 3 4 >
すべて選択：
新しいウィンドウで開く
実行
20件ずつ表示
出版年：新しい順
表示
高齢難聴者における補聴器導入前後でのフレイルの変化
杉浦 彩子，中島 務，サブレ森田 さゆり，清水 笑子，伊藤 恵里奈，川村 皓生，吉原 杏奈，内田 育恵，鈴木 宏和，近藤 和泉
<p>要旨: 補聴器がフレイルに与える影響を明らかにすることを目的に，補聴器導入前と補聴器導入約半年後に基本チェックリスト (Kihon Check List: KCL) を実施し，その変化について検討した。</p><p>　補聴器装用歴のない60歳以上の補聴器外来初診患者64名において，補聴器導入前後における KCL 総得点の平均は，装用前が5.1点，…
AUDIOLOGY JAPAN 64(1), 69-77, 2021
J-STAGE
医中誌Web
1
耳鼻咽喉科病院における音声伝達と音環境の調査
江崎 嘉十，五加 (大方) 律子，藤井 加奈子，福崎 勉，松田 峻一良，白石 君男
… <p>要旨: 本研究では，中規模の耳鼻咽喉科病院の待合室と診察室において，患者とスタッフ (看護師と受付事務員) に音声伝達と音環境に関するアンケート調査をおこない，また騒音レベルと残響時間を測定した。 … その結果，難聴者が病院での呼び出しに不自由が生じ，難聴の程度が悪化するほど不自由さが大きくなっていることが示された。 …
AUDIOLOGY JAPAN 64(1), 96-104, 2021
J-STAGE
医中誌Web
2
難聴をもちながら施設で暮らす高齢者の思い
入野 はるな，松井 宏樹，平田 弘美
… 難聴をもちながら老人保健施設で暮らす高齢者3 名を対象に，施設ではどのような思いで過ごしているかを明らかにすることを目的に質的研究を行なった．施設で暮らす難聴高齢者は，難聴であることから《寂しさ》《孤独》を感じ，人とかかわることに消極的になりながらも，【本当は人とかかわりたい】と思っていることが明らかとなった．また，難聴 …
人間看護学研究 = Journal of human nursing studies (18), 65-72, 2020-03
機関リポジトリ
DOI
医中誌Web
3
補聴器外来受診高齢者におけるフレイルの実態
清水 笑子，近藤 和泉，サブレ森田 さゆり，伊藤 恵里奈，川村 皓生，吉原 杏奈，内田 育恵，鈴木 宏和，中田 隆文，杉浦 彩子
4

図 6　CiNii Articles による難聴に関する文献検索画面

後に書くまとめのケースレポートにも役立ちそうです。

実習前には記録物作成に対する不安のあったアオイさんでしたが，資料の探し方がなんとなくわかってきたことで，気持ちも落ち着き，これで患者さんのケアにしっかり集中できそうです。

3 まとめ

臨地実習はいざ始まってしまうと，緊張感の中で時間に追われ，なかなか自分のペースがつかめないことがあります。しかしながら，どの領域の実習であっても，資料探しのためにあらかじめ準備しておくことがらには，おおよそパターンがあります。そのポイントにそって，分野ごとに必要な資料やウェブサイトを確認しておきましょう。

Section 3

看護学生が卒業研究課題を見つけるケース

検索語を思いつきからはじめて練磨する

ケース
3

看護学生のヒカルさんは，無事に 4 年生に進級し，4 月から卒業研究に取り組むことになりました。3 日後に予定されている初めてのゼミで，自分の研究課題について発表する必要があります。これまで，ヒカルさんは，あまり研究のことをじっくり考えることがないまま過ごしてしまい，同じ研究室の友人がどんどん関連文献を集めている様子をみて，だんだん焦ってきています。ヒカルさんは，3 年生の病院実習のときに「摂食嚥下障害」の看護について大いに関心を持ちましたが，研究として取り組むには漠然としすぎていて，何から手をつけてよいか見当がつきません。さあ，あなたなら，ヒカルさんにどのような助言をしてあげられるでしょうか？

●発表テーマ：研究課題について
●発表要旨の指定：A4 サイズ 1 枚
●提出期限：3 日後

1 思いつくアイデアを書き出してみる

ポイント● 専門用語でなくても，思いついた表現で書き並べる

ヒカルさんは，アイデアを整理するために，A3 サイズの用紙の中央に「摂食嚥下障害の看護」と書いて，そこから，思いつく単語やフレーズを書き，看護過程で作成した関連図のように整理していくことにしました(図 1)。

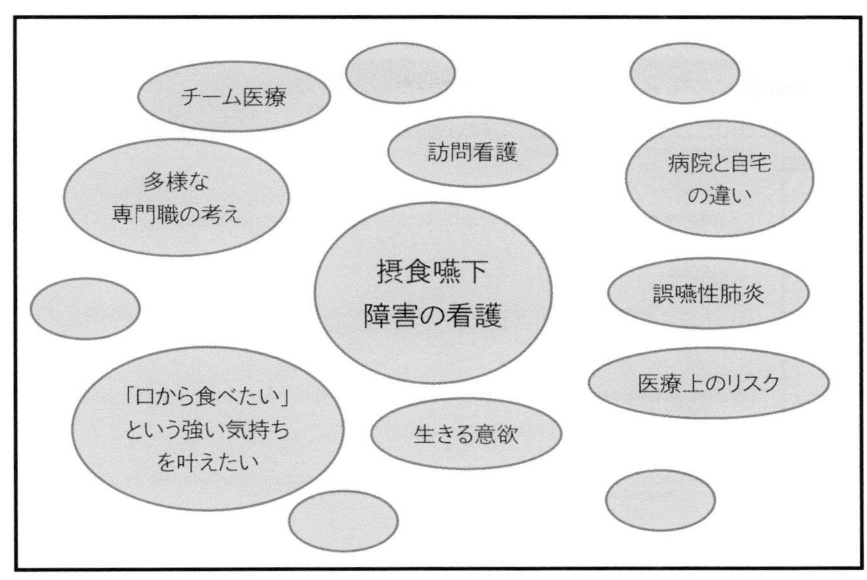

図1　アイデア出しの例

2 思いついた言葉を用いて文献データベースで検索してみる

ポイント1● 用語を変えて試し検索を繰り返す

ポイント2● 自分の研究的関心事に近い文献に出会えるように，検索結果を眺める

次にヒカルさんは，スマートフォンから CiNii Articles や Google Scholar で文献を探していきました(図 2，3)。

次の日には，大学附属図書館で利用できるパソコンから医中誌 Web にアクセスして文献を探してみました (図 4)。医中誌 Web はまだ数回しか使用したことがないため，検索のためのキーワードがこれでよいか自信がありません。カウンターの司書に相談してみたところ，摂食嚥下障害の検索には，工夫が必要とのことでした。そこで，検索式を手直しして再度検索してみると，ずいぶんと検索件数が増えました(図 5)。

✍CiNii Articles
27 頁参照

✍Google Scholar
24 頁参照

✍医中誌 Web
42 頁参照

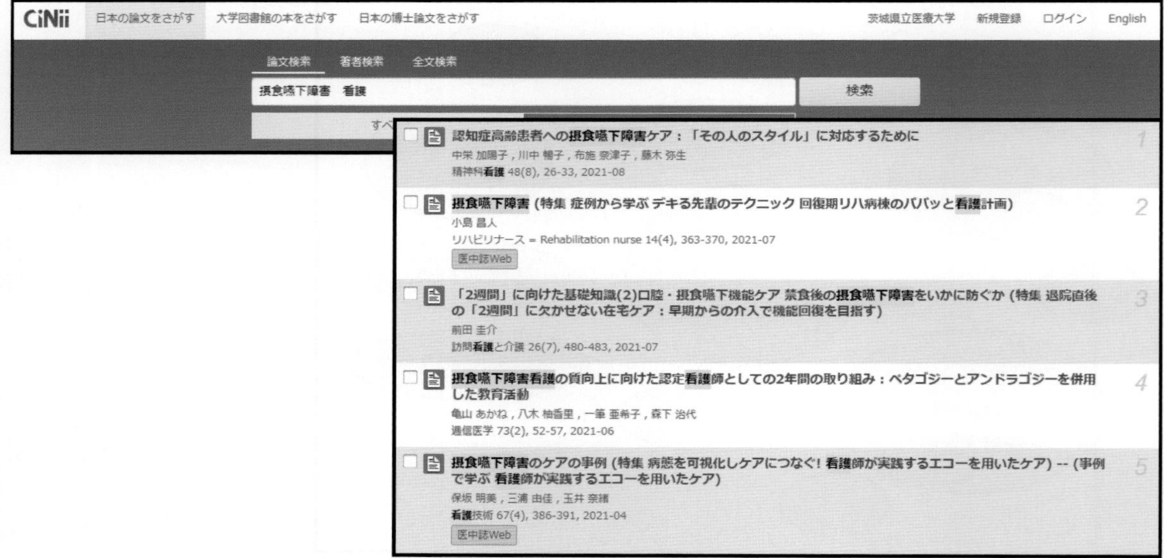

図 2　試し検索の画面例(CiNii Articles)

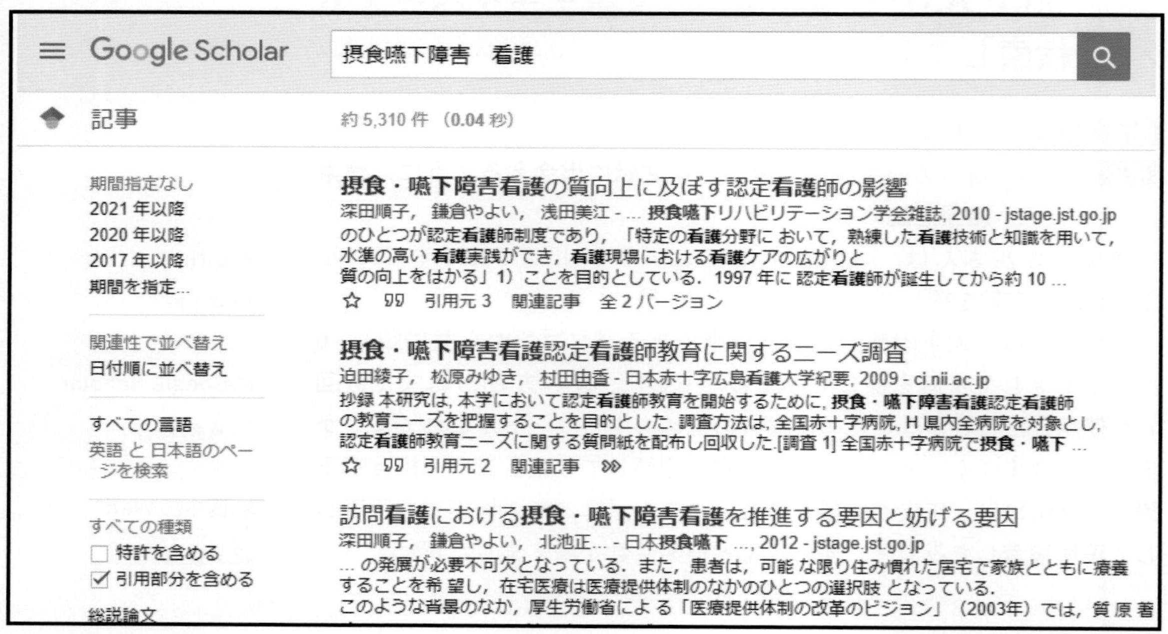

図 3　試し検索の画面例(Google Scholar)

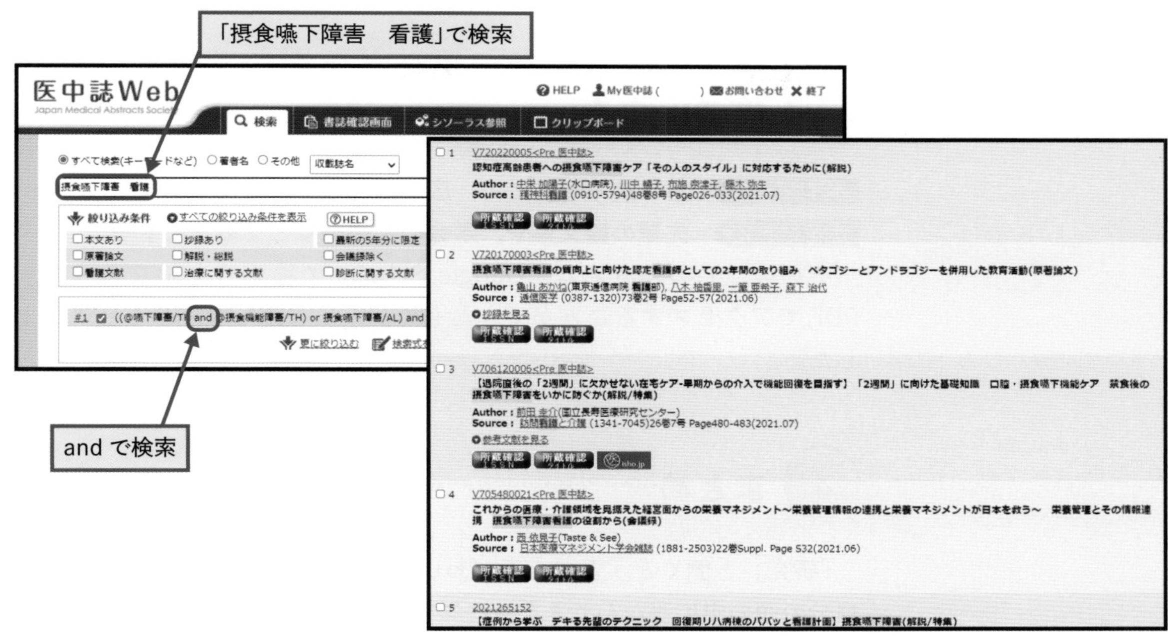

図 4　試し検索の画面例（医中誌 Web）①

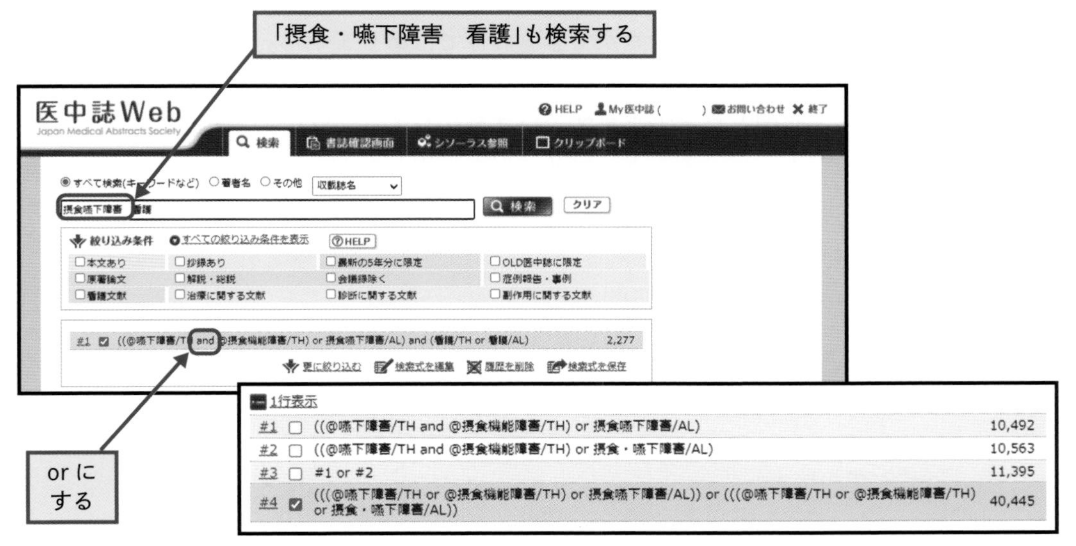

図 5　試し検索の画面例（医中誌 Web）②

3 検索に適したキーワードを用いて研究課題を焦点化する

ポイント1● **思い込みを捨てて，広く研究のタネを探し出す**

ポイント2● **先輩の論文集や，学会の会議録などを参考にする**

その後，ヒカルさんは，Google Scholar で検索した論文のうち，PDF でアクセスすることができたものからまず読んでみることにしました。

まとめ

「研究」と聞くと，とても手ごわい感じがしてしまいますが，まずは自分の頭の中に浮かんできたキーフレーズを書き並べてみます。最初の検索から，必ず特殊な検索語を使用しなければならないということはありません。自分の頭に浮かんだアイデアを大切にしながら，試し検索を繰り返す中で，徐々に重要な文献にたどりつけるようにするとよいでしょう。次に，入手できた文献を読む過程を通じて，ふさわしい専門用語で自分の研究テーマを説明できることを目指します。また，学術的に正しい専門用語を使用して検索したからといって，必ずしも検索漏れのない完璧な検索ができるわけではありません。各データベースや検索サイトの特徴に合わせて，検索のためのキーワードを調整していくことも必要となってきます。いずれにしても，学生の場合には，まず無料でアクセスできるウェブサイトを活用しながら，簡単に入手できる文献からまず読んでみることをお薦めします。

Tips

思い付きを大切にして試し検索を繰り返すことで次第にテーマが絞れてくる。

Section 4

看護学専攻の大学院生が研究計画書を作成するケース
検索漏れ・見落としを防ぐために工夫が必要

ケース 4

大学院生のナツキさんは，看護師のバーンアウトに関する研究に取り組もうとしています。入学して間もなく，指導教員から，「2 か月後に研究計画書の案を提出するように」といわれました。ナツキさんは，これまでも自分なりに文献を検索して読んではいましたが，研究計画書を意識する時期を迎え，あらためて文献を丹念に検索していくことに対して不安を感じています。さあ，あなたなら，ナツキさんにどのような助言をしてあげられるでしょうか？

●研究計画書：A4 サイズ 5 枚程度

●提出期限：2 か月後

1 先行研究や関連研究を網羅的に検索する（国内文献）

ポイント●　「・」（中点）や漢字など検索語を工夫する

ナツキさんは，各種の文献データベースを使用して，あらためて先行研究や関連研究を網羅的に検索し直すことにしました。

医中誌 Web の検索では，「バーンアウト」と「バーン・アウト」の両方を検索することにより「・」（中点）の有無による検索漏れにも注意を払いました（図 1）。

さらに，ナツキさんは，「燃えつき」「燃え尽き」という表記の異なる語を追加して検索しました。ちなみに，これらの語が含まれない場合に，どの程度，検索漏れが生じているかを検証するために「not」を用いて NOT 検索を行いました。この 36 件について，検索結果である書誌事項を確認してみると，確かにいずれも必要な文献であることがわかりました（図 2）。

医中誌 Web

42 頁参照

Tips

網羅的検索では検索漏れや見落としに注意する。

医中誌Web
Japan Medical Abstracts Society
HELP
My医中誌（　）
お問い合わせ
終了
検索
書誌確認画面
シソーラス参照
クリップボード
すべて検索(キーワードなど)
著者名
その他
収載誌名
検索
クリア
絞り込み条件
すべての絞り込み条件を表示
HELP
本文あり
抄録あり
最新の5年分に限定
OLD医中誌に限定
原著論文
解説・総説
会議録除く
症例報告・事例
看護文献
治療に関する文献
診断に関する文献
副作用に関する文献
1行表示
#1 (バーンアウト症候群/TH or バーンアウト/AL) 2,603
#2 バーン・アウト/AL 7
#3 #1 or #2 2,607
#4 (看護師/TH or 看護師/AL) 150,175
#5 #3 and #4 1,068
AND
履歴検索
更に絞り込む
検索式を編集
履歴を削除
検索式を保存

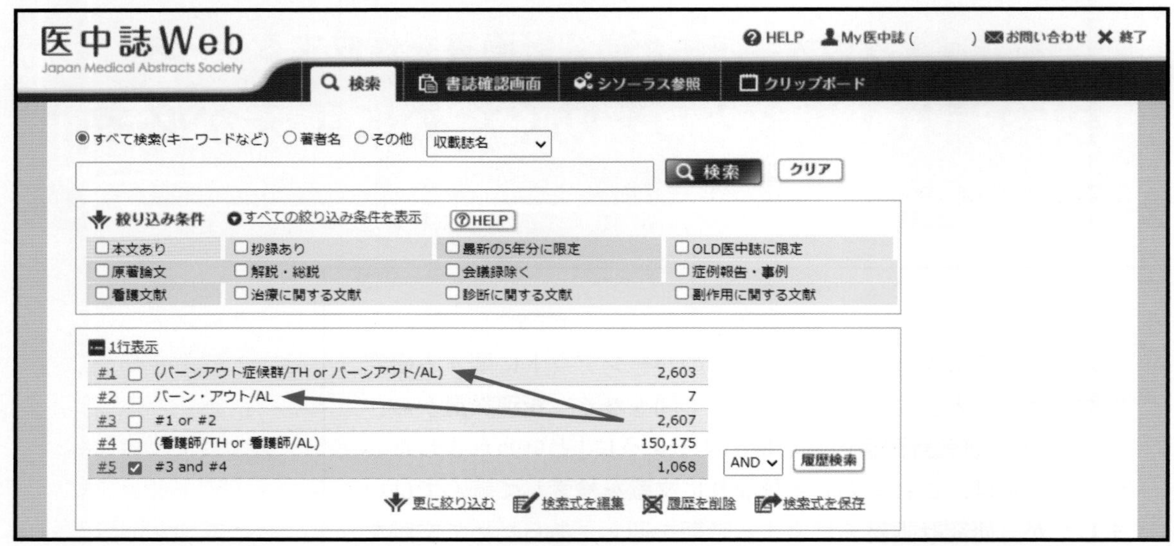

図1　医中誌 Web による検索画面例①

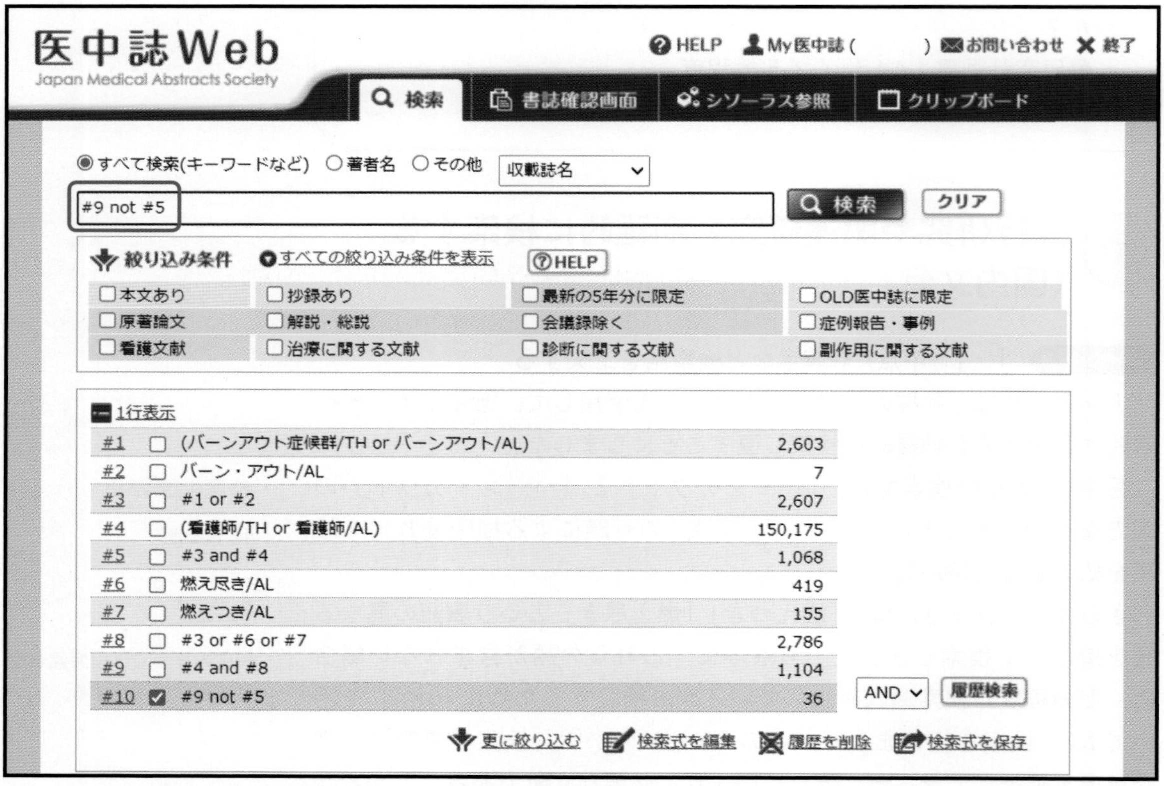

医中誌Web
Japan Medical Abstracts Society
HELP
My医中誌（　）
お問い合わせ
終了
検索
書誌確認画面
シソーラス参照
クリップボード
すべて検索(キーワードなど)
著者名
その他
収載誌名
#9 not #5
検索
クリア
絞り込み条件
すべての絞り込み条件を表示
HELP
本文あり
抄録あり
最新の5年分に限定
OLD医中誌に限定
原著論文
解説・総説
会議録除く
症例報告・事例
看護文献
治療に関する文献
診断に関する文献
副作用に関する文献
1行表示
#1 (バーンアウト症候群/TH or バーンアウト/AL) 2,603
#2 バーン・アウト/AL 7
#3 #1 or #2 2,607
#4 (看護師/TH or 看護師/AL) 150,175
#5 #3 and #4 1,068
#6 燃え尽き/AL 419
#7 燃えつき/AL 155
#8 #3 or #6 or #7 2,786
#9 #4 and #8 1,104
#10 #9 not #5 36
AND
履歴検索
更に絞り込む
検索式を編集
履歴を削除
検索式を保存

図2　医中誌 Web による検索画面例②（NOT 検索による検索漏れの確認）

次に，最新看護索引 Web による検索を行いました。ログイン後に表示される「簡易検索」画面で，「バーンアウト」「バーン・アウト」「燃えつき」「燃え尽き」のいずれかを含むものを検索しました（図 3，4）。最新看護索引 Web では，「条件検索」という機能もありますので，ヘルプ画面を参照しながら，検索漏れを防ぐ工夫ができそうです。

✍最新看護索引 Web
43 頁参照

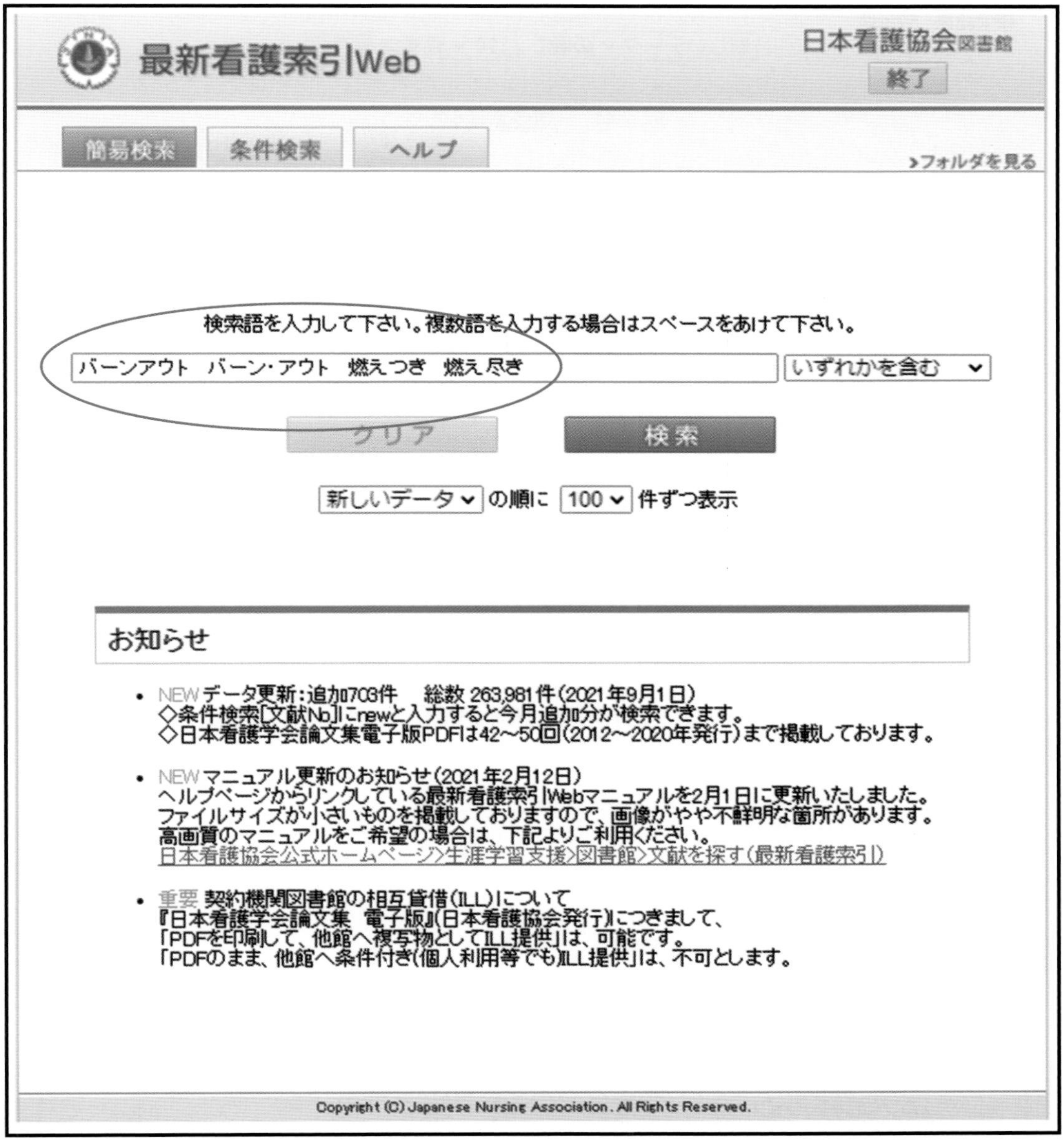

最新看護索引Web

日本看護協会図書館
終了

簡易検索　条件検索　ヘルプ

>フォルダを見る

検索語を入力して下さい。複数語を入力する場合はスペースをあけて下さい。

バーンアウト　バーン・アウト　燃えつき　燃え尽き　　いずれかを含む

クリア　検索

新しいデータ の順に 100 件ずつ表示

お知らせ

- NEW データ更新：追加703件　総数 263,981 件（2021年9月1日）
  ◇条件検索[文献No.]にnewと入力すると今月追加分が検索できます。
  ◇日本看護学会論文集電子版PDFは42〜50回（2012〜2020年発行）まで掲載しております。
- NEW マニュアル更新のお知らせ（2021年2月12日）
  ヘルプページからリンクしている最新看護索引Webマニュアルを2月1日に更新いたしました。
  ファイルサイズが小さいものを掲載しておりますので、画像がやや不鮮明な箇所があります。
  高画質のマニュアルをご希望の場合は、下記よりご利用ください。
  日本看護協会公式ホームページ>生涯学習支援>図書館>文献を探す（最新看護索引）
- 重要 契約機関図書館の相互貸借（ILL）について
  『日本看護学会論文集　電子版』（日本看護協会発行）につきまして、
  「PDFを印刷して、他館へ複写物としてILL提供」は、可能です。
  「PDFのまま、他館へ条件付き（個人利用等でも）ILL提供」は、不可とします。

Copyright (C) Japanese Nursing Association. All Rights Reserved.

図 3　最新看護索引 Web による検索画面例①

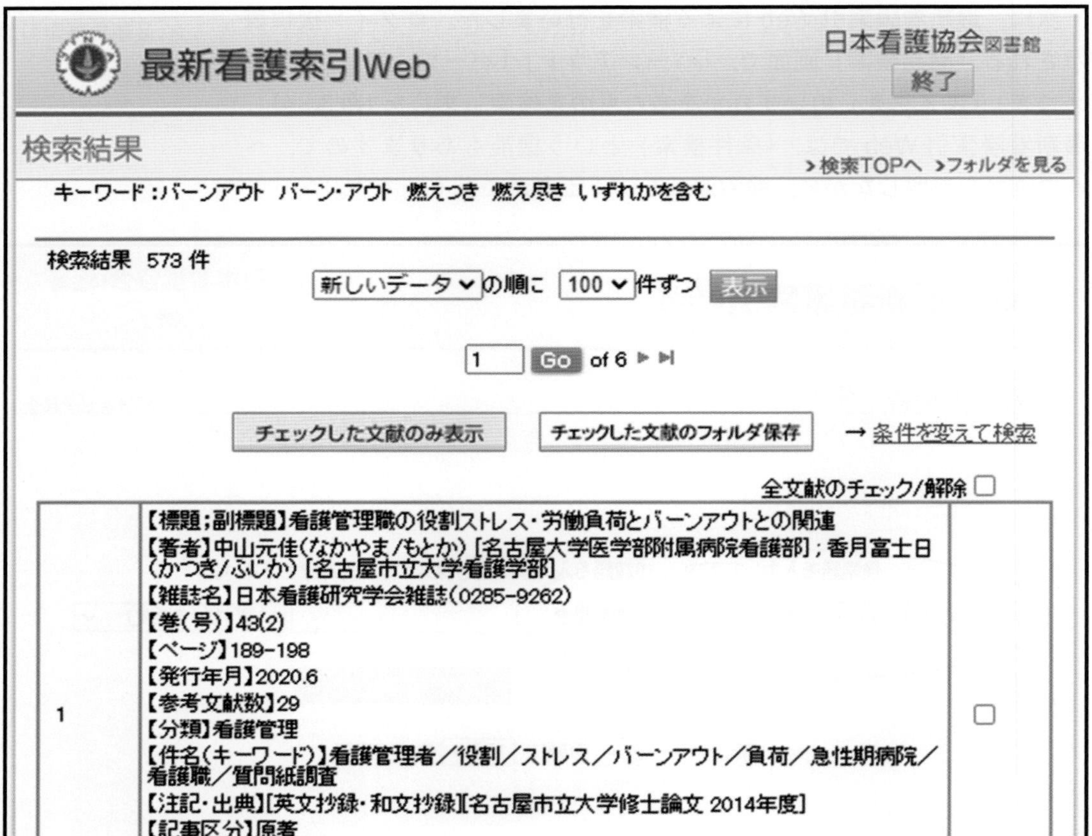

最新看護索引Web

日本看護協会図書館

終了

検索結果

>検索TOPへ >フォルダを見る

キーワード:バーンアウト バーン・アウト 燃えつき 燃え尽き いずれかを含む

検索結果 573 件

新しいデータ の順に 100 件ずつ 表示

1 Go of 6

チェックした文献のみ表示　チェックした文献のフォルダ保存　→ 条件を変えて検索

全文献のチェック/解除

1	【標題;副標題】看護管理職の役割ストレス・労働負荷とバーンアウトとの関連 【著者】中山元佳(なかやま/もとか)[名古屋大学医学部附属病院看護部];香月富士日(かつき/ふじか)[名古屋市立大学看護学部] 【雑誌名】日本看護研究学会雑誌(0285-9262) 【巻(号)】43(2) 【ページ】189-198 【発行年月】2020.6 【参考文献数】29 【分類】看護管理 【件名(キーワード)】看護管理者/役割/ストレス/バーンアウト/負荷/急性期病院/看護職/質問紙調査 【注記・出典】[英文抄録・和文抄録][名古屋市立大学修士論文 2014年度] 【記事区分】原著 【文献No】2001515 (pre) 医中誌Web 所蔵確認 ISSN 所蔵確認 タイトル	☐
2	【標題;副標題】産科病棟で働く助産師の責任の重さとバーンアウトとの関連 【著者】遠藤ちなみ[ほか(えんどう/ちなみ)[賛育会病院] 【雑誌名】日本看護管理学会誌(1347-0140) 【巻(号)】23(1) 【ページ】92-102 【発行年月】2019.12 【参考文献数】31 【分類】母性看護・母性保健 【件名(キーワード)】産科病棟/助産師/バーンアウト/ワークライフバランス/職場環境/質問紙調査/責任/負担感 【注記・出典】[英文抄録・和文抄録] 【記事区分】資料 【文献No】1903579 医中誌Web 所蔵確認 ISSN 所蔵確認 タイトル	☐
	【標題;副標題】バーンアウトを防ぎ ケアの質を高めるために:臨床とマインドフルネス&セルフ・コンパッション	

図4　最新看護索引Webによる検索画面例②

2 複数のデータベースでカバーする範囲を広げる……

ポイント● データベースは特徴を理解して選択する

ナツキさんは，医療系以外の分野における研究についても見落とすことがないように，CiNii Articles で検索してみました(図 5)。

さらにナツキさんは，この分野ですでに公表されている博士論文を探してみることにしました。

CiNii Dissertations を用いて，“バーンアウト　看護”と入力してナツキさんの研究に関連する博士論文を検索したところ，13 件が検索されました(図 6)。そのうち，Web 上で公開されている博士論文の全文にアクセスし(図 7)，研究方法や結果の詳細を確認することにより，ナツキさんの研究計画書もより具体的に記載できそうです。なお，学位規則で学位論文のインターネット公表が義務化される前(2013 年 3 月 31

Tips

見落としを防ぐために医療系以外のデータベースにもあたる。

CiNii Articles

27 頁参照

CiNii Dissertations

国内の大学および独立行政法人大学改革支援・学位授与機構が授与した博士論文の情報を検索できる。本文が Web 公開されていれば，リンクをたどり本文まで表示することができる。

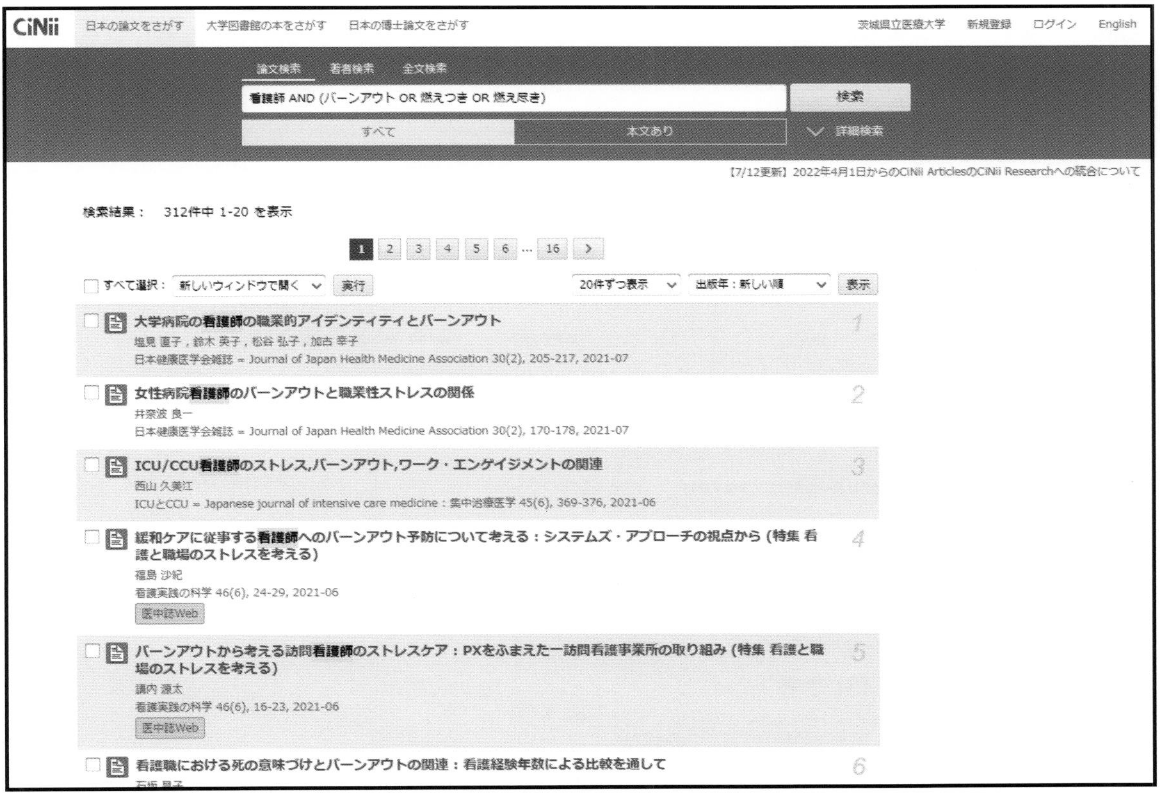

CiNii　日本の論文をさがす　大学図書館の本をさがす　日本の博士論文をさがす　茨城県立医療大学　新規登録　ログイン　English

論文検索　著者検索　全文検索

看護師 AND (バーンアウト OR 燃えつき OR 燃え尽き)　検索

すべて　本文あり　詳細検索

【7/12更新】2022年4月1日からのCiNii ArticlesのCiNii Researchへの統合について

検索結果： 312件中 1-20 を表示

1 2 3 4 5 6 … 16 >

すべて選択： 新しいウィンドウで開く　実行　20件ずつ表示　出版年：新しい順　表示

1 大学病院の看護師の職業的アイデンティティとバーンアウト
塩見 直子，鈴木 英子，松谷 弘子，加古 幸子
日本健康医学会雑誌 = Journal of Japan Health Medicine Association 30(2), 205-217, 2021-07

2 女性病院看護師のバーンアウトと職業性ストレスの関係
井奈波 良一
日本健康医学会雑誌 = Journal of Japan Health Medicine Association 30(2), 170-178, 2021-07

3 ICU/CCU看護師のストレス,バーンアウト,ワーク・エンゲイジメントの関連
西山 久美江
ICUとCCU = Japanese journal of intensive care medicine : 集中治療医学 45(6), 369-376, 2021-06

4 緩和ケアに従事する看護師へのバーンアウト予防について考える：システムズ・アプローチの視点から (特集 看護と職場のストレスを考える)
福島 沙紀
看護実践の科学 46(6), 24-29, 2021-06
医中誌Web

5 バーンアウトから考える訪問看護師のストレスケア：PXをふまえた一訪問看護事業所の取り組み (特集 看護と職場のストレスを考える)
講内 源太
看護実践の科学 46(6), 16-23, 2021-06
医中誌Web

6 看護職における死の意味づけとバーンアウトの関連：看護経験年数による比較を通して

図 5　CiNii Articles による検索画面例

日以前）に学位が授与された学位論文については，全文にアクセスできない可能性があります。

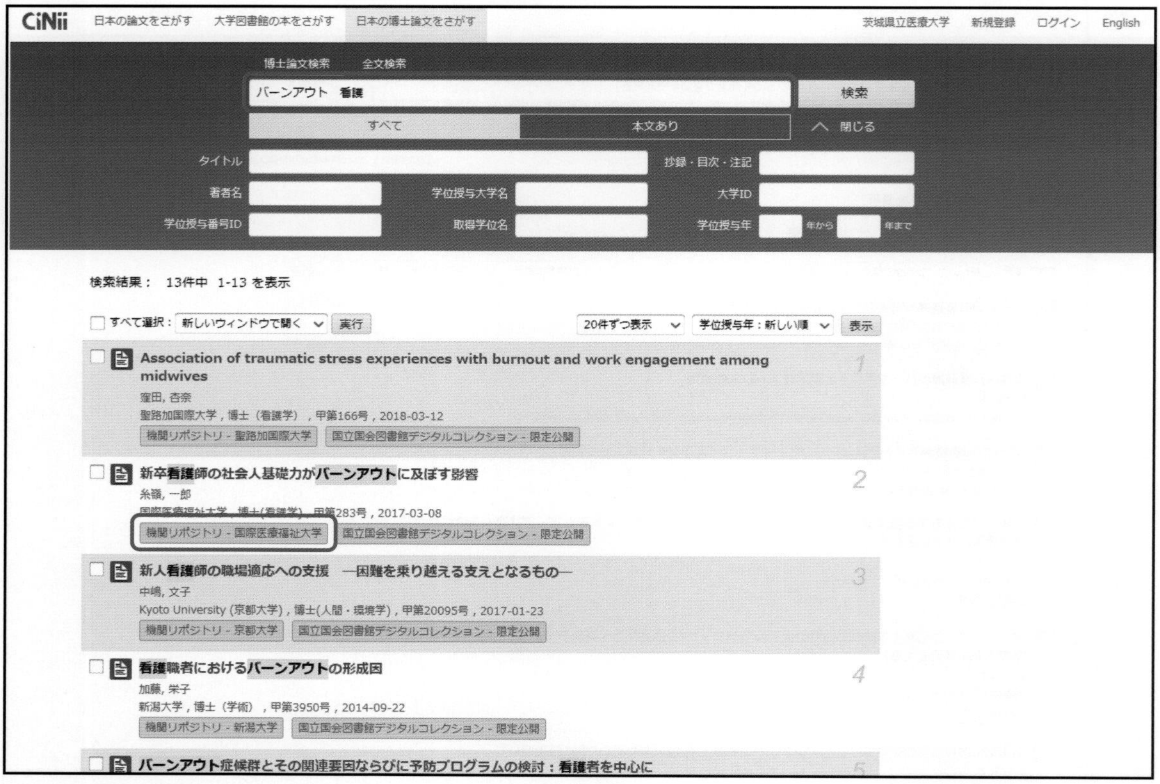

図6　CiNii Dissertationsで“バーンアウト　看護”と入力して得られた検索画面例

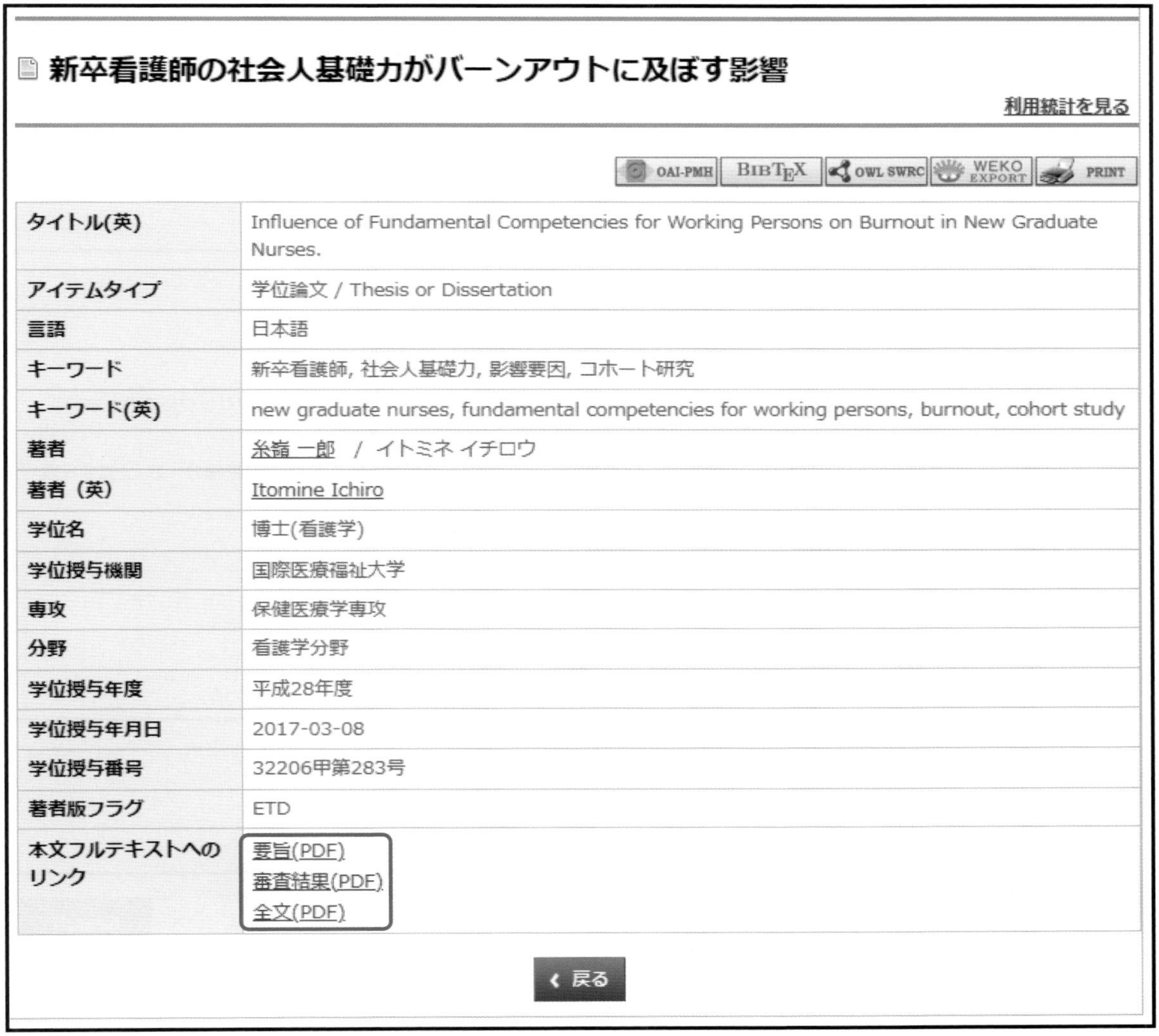

新卒看護師の社会人基礎力がバーンアウトに及ぼす影響

利用統計を見る

OAI-PMH | BIBTEX | OWL SWRC | WEKO EXPORT | PRINT

タイトル(英)	Influence of Fundamental Competencies for Working Persons on Burnout in New Graduate Nurses.
アイテムタイプ	学位論文 / Thesis or Dissertation
言語	日本語
キーワード	新卒看護師, 社会人基礎力, 影響要因, コホート研究
キーワード(英)	new graduate nurses, fundamental competencies for working persons, burnout, cohort study
著者	糸嶺 一郎 / イトミネ イチロウ
著者（英）	Itomine Ichiro
学位名	博士(看護学)
学位授与機関	国際医療福祉大学
専攻	保健医療学専攻
分野	看護学分野
学位授与年度	平成28年度
学位授与年月日	2017-03-08
学位授与番号	32206甲第283号
著者版フラグ	ETD
本文フルテキストへのリンク	要旨(PDF) 審査結果(PDF) 全文(PDF)

‹ 戻る

図 7　博士論文を全文公開している機関リポジトリの画面例

3 海外の文献データベースを利用する

ポイント● 医中誌 Web を利用して PubMed を検索する

これまで，ナツキさんは，海外文献に関しては Google や PubMed で思いつく英単語を入力して検索していましたが，今回，研究計画書を作成するにあたり，海外文献を一から検索し直そうと思っています。そこで，まず医中誌 Web を活用して，PubMed の検索に使えそうな用語

✍PubMed 12 頁参照

を確認してみることにしました。医中誌 Web のシソーラス参照画面でシソーラス用語「バーンアウト症候群」を入力し，PubMed 検索のための MeSH 用語が「Burnout, Professional」であることを確認しました（図 8）。さらに，その MeSH 用語の右横にあるボタンから PubMed 画面に移動し，検索結果を確認することができました（図 9）。

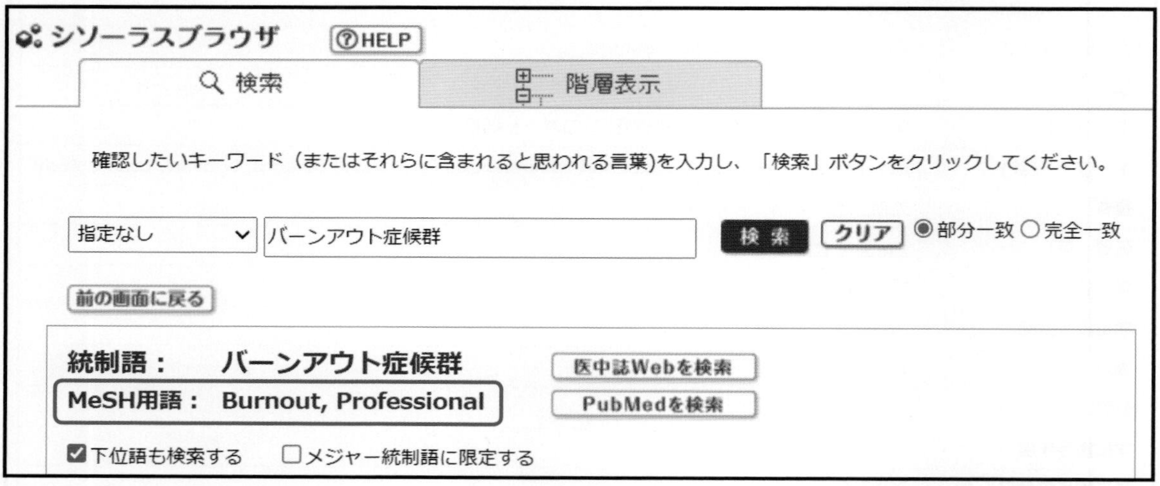

シソーラスブラウザ ⓘHELP
検索 階層表示
確認したいキーワード（またはそれらに含まれると思われる言葉)を入力し、「検索」ボタンをクリックしてください。
指定なし バーンアウト症候群 検索 クリア ◉部分一致 ○完全一致
前の画面に戻る
統制語： バーンアウト症候群 医中誌Webを検索
MeSH用語： Burnout, Professional PubMedを検索
☑下位語も検索する ☐メジャー統制語に限定する

図 8 PubMed 検索のための MeSH 用語の確認画面例

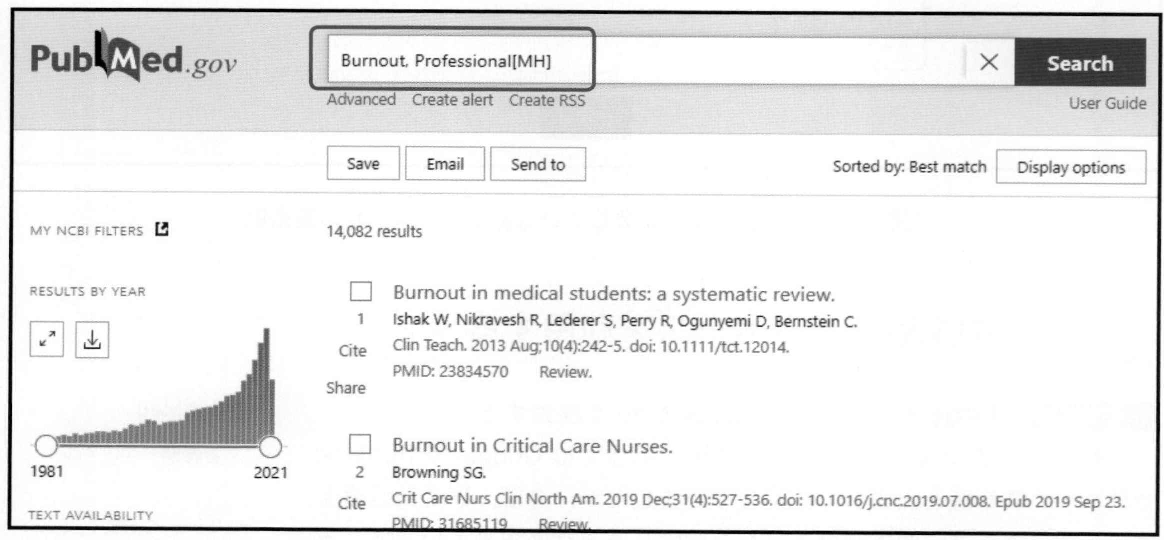

図 9 PubMed における MeSH 用語による検索結果の画面例

14,082件のうち，最近の5年間に発行されたレビューに相当する論文を探すため，フィルターをかけてみました(図10)。487件について，まだ看護師に限定しない状態ですので，医療従事者に関する文献を概観することができました。そのうえで，次に看護師に限定して鍵となりそ

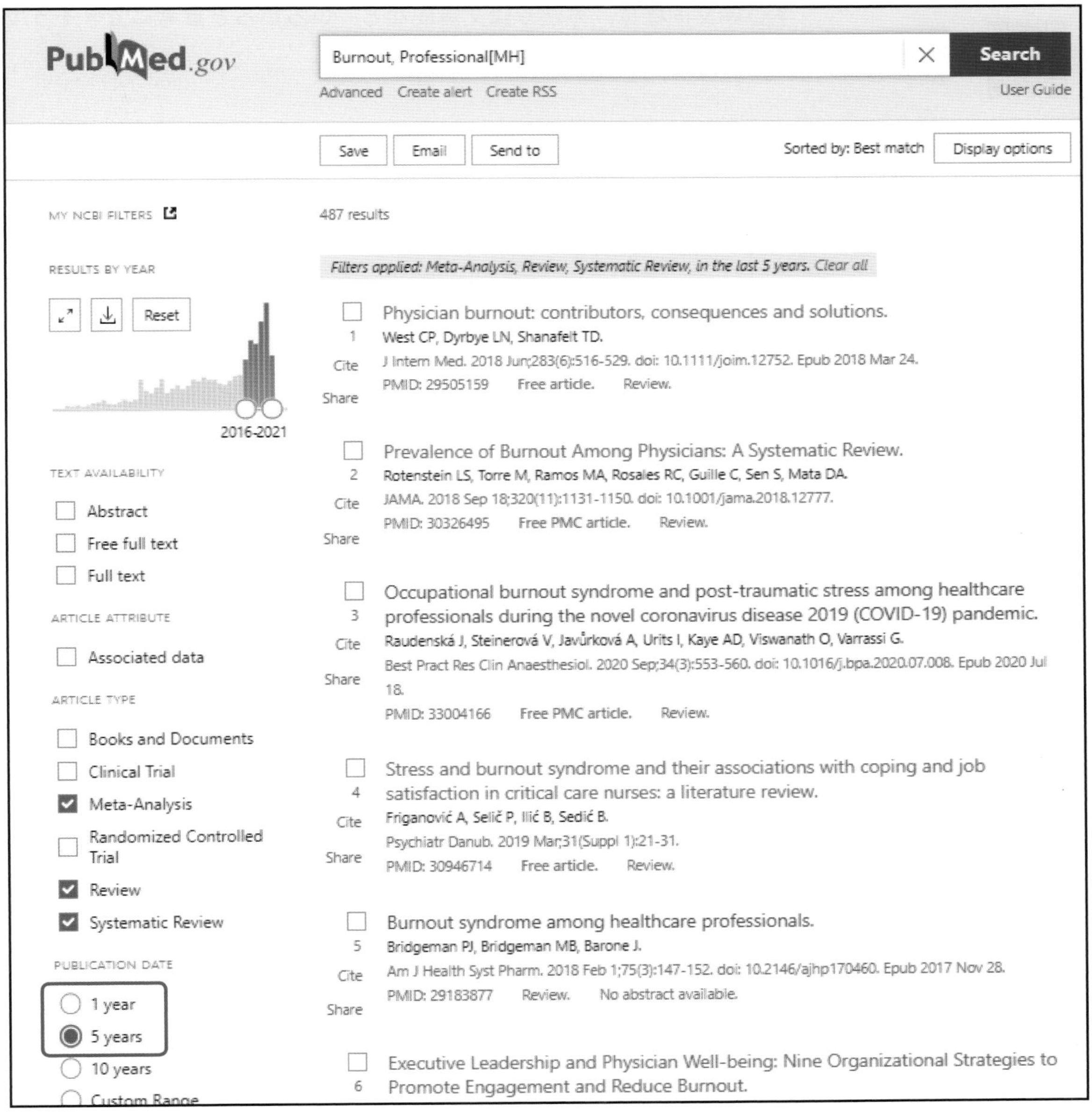

PubMed.gov

Burnout, Professional[MH] × Search

Advanced Create alert Create RSS User Guide

Save Email Send to Sorted by: Best match Display options

MY NCBI FILTERS

487 results

RESULTS BY YEAR

Reset

2016-2021

Filters applied: Meta-Analysis, Review, Systematic Review, in the last 5 years. Clear all

1 Physician burnout: contributors, consequences and solutions.
West CP, Dyrbye LN, Shanafelt TD.
J Intern Med. 2018 Jun;283(6):516-529. doi: 10.1111/joim.12752. Epub 2018 Mar 24.
PMID: 29505159 Free article. Review.
Cite Share

2 Prevalence of Burnout Among Physicians: A Systematic Review.
Rotenstein LS, Torre M, Ramos MA, Rosales RC, Guille C, Sen S, Mata DA.
JAMA. 2018 Sep 18;320(11):1131-1150. doi: 10.1001/jama.2018.12777.
PMID: 30326495 Free PMC article. Review.
Cite Share

3 Occupational burnout syndrome and post-traumatic stress among healthcare professionals during the novel coronavirus disease 2019 (COVID-19) pandemic.
Raudenská J, Steinerová V, Javůrková A, Urits I, Kaye AD, Viswanath O, Varrassi G.
Best Pract Res Clin Anaesthesiol. 2020 Sep;34(3):553-560. doi: 10.1016/j.bpa.2020.07.008. Epub 2020 Jul 18.
PMID: 33004166 Free PMC article. Review.
Cite Share

4 Stress and burnout syndrome and their associations with coping and job satisfaction in critical care nurses: a literature review.
Friganović A, Selič P, Ilić B, Sedić B.
Psychiatr Danub. 2019 Mar;31(Suppl 1):21-31.
PMID: 30946714 Free article. Review.
Cite Share

5 Burnout syndrome among healthcare professionals.
Bridgeman PJ, Bridgeman MB, Barone J.
Am J Health Syst Pharm. 2018 Feb 1;75(3):147-152. doi: 10.2146/ajhp170460. Epub 2017 Nov 28.
PMID: 29183877 Review. No abstract available.
Cite Share

6 Executive Leadership and Physician Well-being: Nine Organizational Strategies to Promote Engagement and Reduce Burnout.

TEXT AVAILABILITY
- [ ] Abstract
- [ ] Free full text
- [ ] Full text

ARTICLE ATTRIBUTE
- [ ] Associated data

ARTICLE TYPE
- [ ] Books and Documents
- [ ] Clinical Trial
- [x] Meta-Analysis
- [ ] Randomized Controlled Trial
- [x] Review
- [x] Systematic Review

PUBLICATION DATE
- ○ 1 year
- ◉ 5 years
- ○ 10 years
- ○ Custom Range

図10　PubMedにおけるフィルター検索結果の画面例

✍Open Access Theses and Dissertations
世界各国の学位論文を検索できるデータベース。リンクをたどり本文まで表示することができる。

うな文献に当たっていくことにしました。ナツキさんは，可能な限り最新のレビューを入手し，その文献に示されている論文を読んでいくつもりです。

また，オープンアクセスの学位論文を確認するために，Open Access Theses and Dissertations も検索してみました(図 11)。国内の学位論文同様に，方法や論文構成など，いろいろと参考にできそうです。

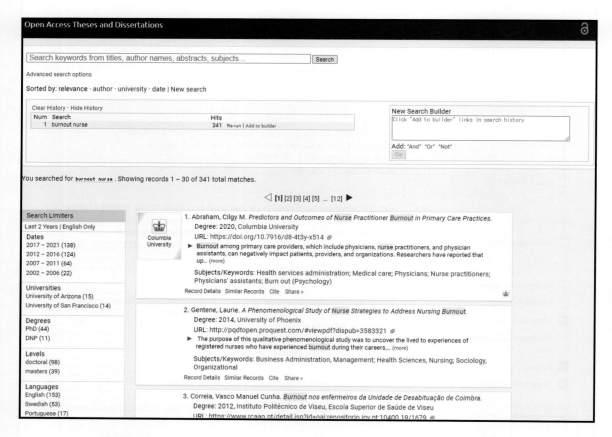

図 11　Open Access Theses and Dissertations による検索結果の画面例

Section 5

看護師が臨床でエビデンスを使うケース
検索式を見直して望む文献に行きつく

ケース
5

サクラさんは，昨年から緩和ケア認定看護師として働き始めたところです。勤務先は地域医療支援病院の指定を受けています。ある日，連携先の診療所とのリモートでのカンファレンスの後，アドバンス・ケア・プランニング（ACP）の進め方が話題になりました。厚生労働省でも「人生会議」と呼んで普及が試みられています。終末期に状態が悪化し本人が意思表示できなくなる前に，将来の治療方針や療養場所について家族や医療職と話し合いを重ねるプロセスは重要なことですが，日本での取り組みは始まったばかりです。本人より家族の意向が優先されがちです。

特に本人の意思を明確に示した「事前指示書」の作成となると，日本ばかりではなく，取り組みが進んだ欧米でも作成率が低いとされています。診療所の医師も，入院などを機に既存のフォーマットに記入してもらう形であればできたとしても，在宅や通院などではタイミングを見て話し合い，作成してもらうことが難しいと言います。さらに，コロナウイルス感染拡大の影響から，より困難になっているとのことでした。

サクラさんは，リモートで，また既によく使われているショートメッセージなどのサービスを通じたアプローチができないか探してみることにしました。

1 医中誌 Web を使ってみる

ポイント● シソーラス用語を活用する

まず，医中誌 Web で「アドバンスケアプランニング」「アドバンス・ケア・プランニング」を検索し OR 検索で合わせて ACP 関連の文献群を作ったところ 4,301 件でした（検索日：2021 年 9 月 25 日）。その後

✍医中誌 Web
42 頁参照

「ショートメッセージ」と検索してみると，極端に数が少なく 8 件でした (図 1)。このままでは，ACP 関連の文献群とかけ合わせてもよい結果が得られません (図 2)。「ショートメッセージ」だけではなく，これと近い情報通信関連のキーワードを増やし，文献群を大きくする必要があります(図 3)。

医中誌Web
Japan Medical Abstracts Society
HELP　My医中誌　お問い合わせ　終了
検索　書誌確認画面　シソーラス参照　クリップボード
すべて検索(キーワードなど)　著者名　その他　収載誌名
ショートメッセージ　検索　クリア
絞り込み条件　すべての絞り込み条件を表示　HELP
本文あり　本文あり(無料)
抄録あり　最新の5年分に限定　OLD医中誌に限定
原著論文　解説・総説　会議録除く　症例報告・事例
看護文献　治療に関する文献　診断に関する文献　副作用に関する文献
1行表示

#1	☐	(アドバンスケア計画/TH or アドバンスケアプランニング/AL)	4,215
#2	☐	(アドバンスケア計画/TH or アドバンス・ケア・プランニング/AL)	4,275
#3	☑	#1 or #2	4,301
#4	☑	ショートメッセージ/AL	8

AND　履歴検索
更に絞り込む　検索式を編集　履歴を削除　検索式を保存

図 1　医中誌 Web で検索

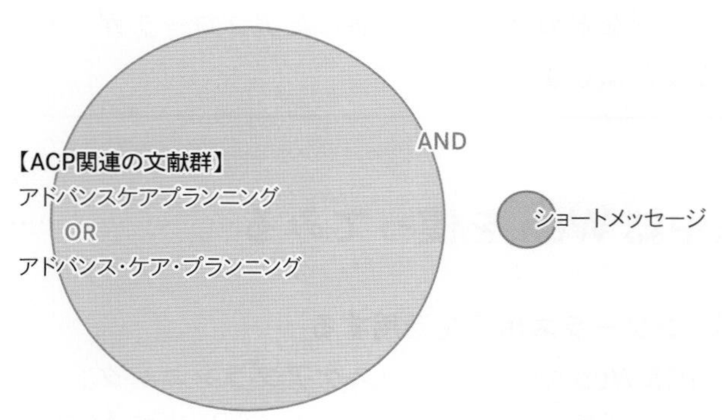

図 2　このままでは「0 件」になりそう？

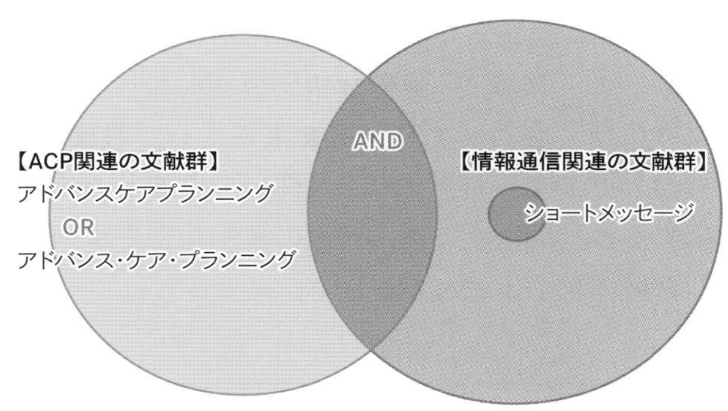

図 3　文献群を大きくすることを検討する

そこで「ショートメッセージ」で検索できた8件を「詳細表示」にして「シソーラス用語」を確認してみました。「モバイルアプリケーション」「スマートフォン」という用語が使われていることがわかりました（図4）。「モバイルアプリケーション」は，例えば抄録などの文章の中で「モバイル端末」などといった言葉を使うことを考慮し「モバイル」をキーワードとしました。これを「スマートフォン」とともにキーワードに加えることにしました。

また「コミュニケーションメディア」という用語があったのでクリックし「キーワードの詳細情報を見る」を確認してみました。そこで「遠隔通信」という用語を見つけ「下位語」を確認すると，関連がありそうな用語が多く含まれていましたので「遠隔通信」もキーワードとすることにしました（図5）。医中誌Webでは，シソーラス用語を使って検索

シソーラス用語

43頁参照

Tips

シソーラス用語から検索語を検討する。

□ 1　2020286419

血液透析患者における統合型自己管理プログラムの効果　準実験的研究(Integrated self-management program effects on hemodialysis patients: A quasi-experimental study)(英語)

Author : Park Ok Lae(Department of Nursing, Wonkwang University Hospital), Kim Sung Reul

Source : Japan Journal of Nursing Science (1742-7932)16巻4号 Page396-406(2019.10)

論文種類 : 原著論文/比較研究

シソーラス用語 : Potassium(血液); カウンセリング; 患者教育; 患者コンプライアンス; *血液透析; *自己管理; *腎不全-慢性(治療); 体重増加; リン(血液); 患者の満足度; 自己効力感; 韓国; モバイルアプリケーション; スマートフォン

医中誌フリーキーワード : ドライウェイト

チェックタグ : ヒト; 成人(19～44); 中年(45～64); 男; 女; 看護

Abstract : 血液透析患者に対するスマートフォンの**ショートメッセージ**サービスを用いた統合型自己管理プログラム、対面カウンセリング、教育の効果を評価するため、準実験的研究を実施した。対象は血液透析患者84例で、実験群は42例(女性20例、男性22例、平均51.48±10.15歳)、対照群は42例(女性17例、男性25例、平均48.93±9.37歳)であった。試験群には8週間の統合型自己管理プログラムを実施した。データは対応のないt検定およびマンホイットニーU検定を用いて分析し、試験群と対照群における自己効力感、治療コンプライアンス、透析間体重増加と乾燥重量の割合、血清カリウム値およびリン値の差を試験終了時に特定した。自己効力感および治療コンプライアンスのスコアは試験群が対照群よりも有意に高かった。透析間体重増加と乾燥重量の割合は試験群が対照群よりも有意に低下していた。試験群の血清カリウム値およびリン値は対照群に比べて有意に低くはなかった。統合型自己管理プログラムは、血液透析患者における自己管理力の改善に有効である可能性が示された。

DOI : 10.1111/jjns.12249

図 4　シソーラス用語を確認

すると，その下位語に当たる用語を全て含んだ検索をします。情報通信関連の文献群として，検索式「#4 or #5 or #6 or #7」を立てて入れます。このように足し合わせて文献群を大きくし，最後に ACP 関連の文献群とかけ合わせます。最終的に 12 件になりました（図 6）。結果のリストを確認すると，現時点では，試みの事例報告や未来を予測した解説記事などしか見つかりませんでした。

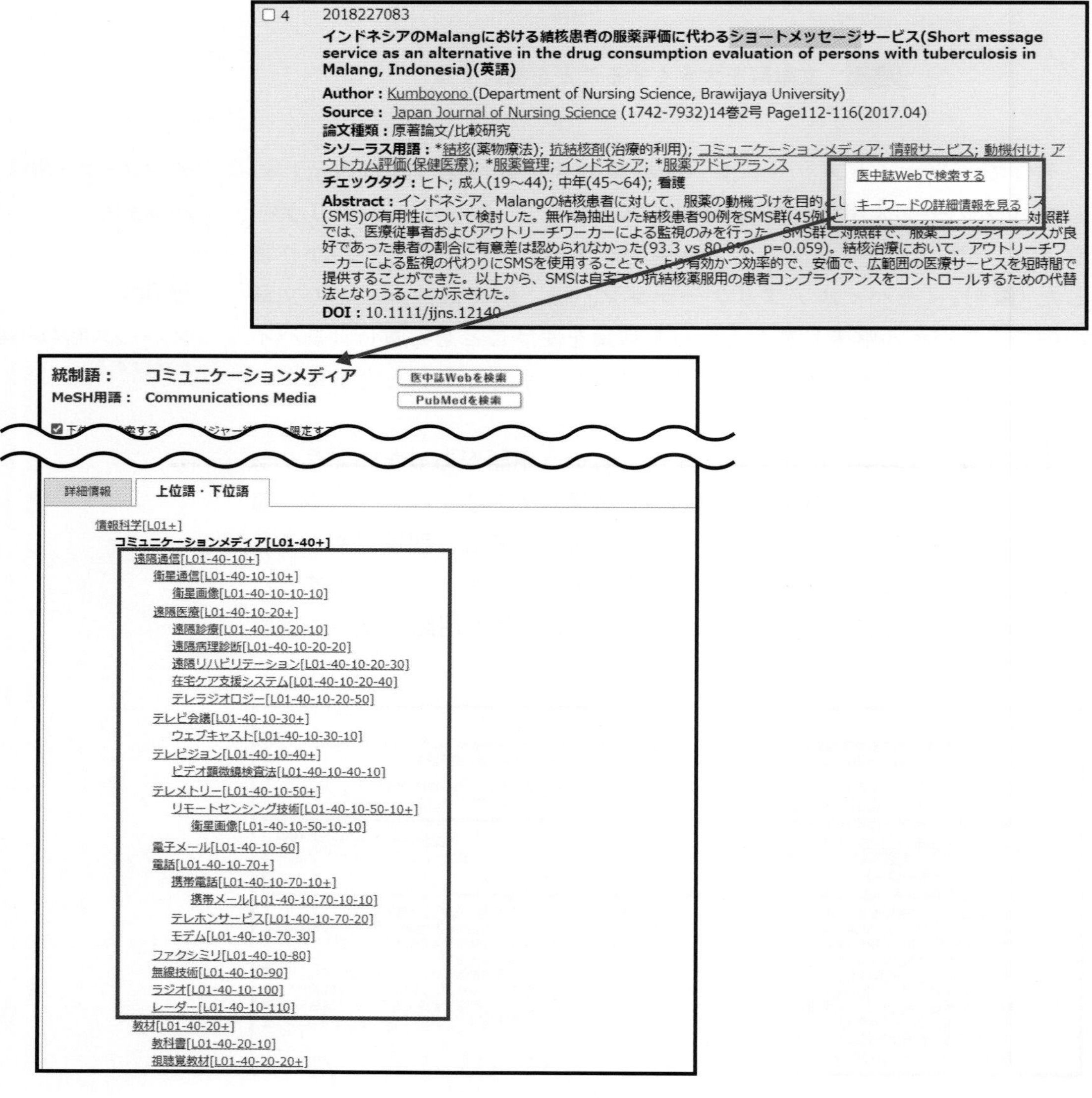

図 5　「シソーラス参照」の画面

医中誌Web
Japan Medical Abstracts Society

HELP　My医中誌　お問い合わせ　終了

検索　書誌確認画面　シソーラス参照　クリップボード

◉すべて検索(キーワードなど)　○著者名　○その他　収載誌名

検索　クリア

絞り込み条件　すべての絞り込み条件を表示　HELP

□本文あり　□本文あり(無料)
□抄録あり　□最新の5年分に限定　□OLD医中誌に限定
□原著論文　□解説・総説　□会議録除く　□症例報告・事例
□看護文献　□治療に関する文献　□診断に関する文献　□副作用に関する文献

1行表示

#	検索式	件数
#1	(アドバンスケア計画/TH or アドバンスケアプランニング/AL)	4,215
#2	(アドバンスケア計画/TH or アドバンス・ケア・プランニング/AL)	4,275
#3	#1 or #2	4,301
#4	ショートメッセージ/AL	8
#5	モバイル/AL	3,158
#6	(スマートフォン/TH or スマートフォン/AL)	2,525
#7	(遠隔通信/TH or 遠隔通信/AL)	26,865
#8	#4 or #5 or #6 or #7	30,812
#9	#3 and #8	14

AND　履歴検索

更に絞り込む　検索式を編集　履歴を削除　検索式を保存

図6　新たなキーワードを加えて再検索

2 The Cochrane Library で海外文献を検索する…

ポイント● 医中誌と PubMed の MeSH から検索語を選択する

次に，海外文献のなかからエビデンス・レベルの高いものを求めて，The Cochrane Library を検索することにしました。ウェブサイトの検索窓にキーワード “advance care planning” を入れます。フレーズで検索するために「“ ”」(ダブルクォーテーション) で囲んで入力します (図7上)。このまま下の “Browse” ボタンをクリックするとすぐに検索結果を表示します。ただ今回は，いくつかキーワードを組み合わせた検索をしたいので “Advanced search” をクリック，さらに “Send to search manager” をクリックして，検索結果を記録しておきます

The Cochrane Library
28 頁参照

Tips
医中誌 Web の医学用語シソーラスは，PubMed の MeSH と対応している。

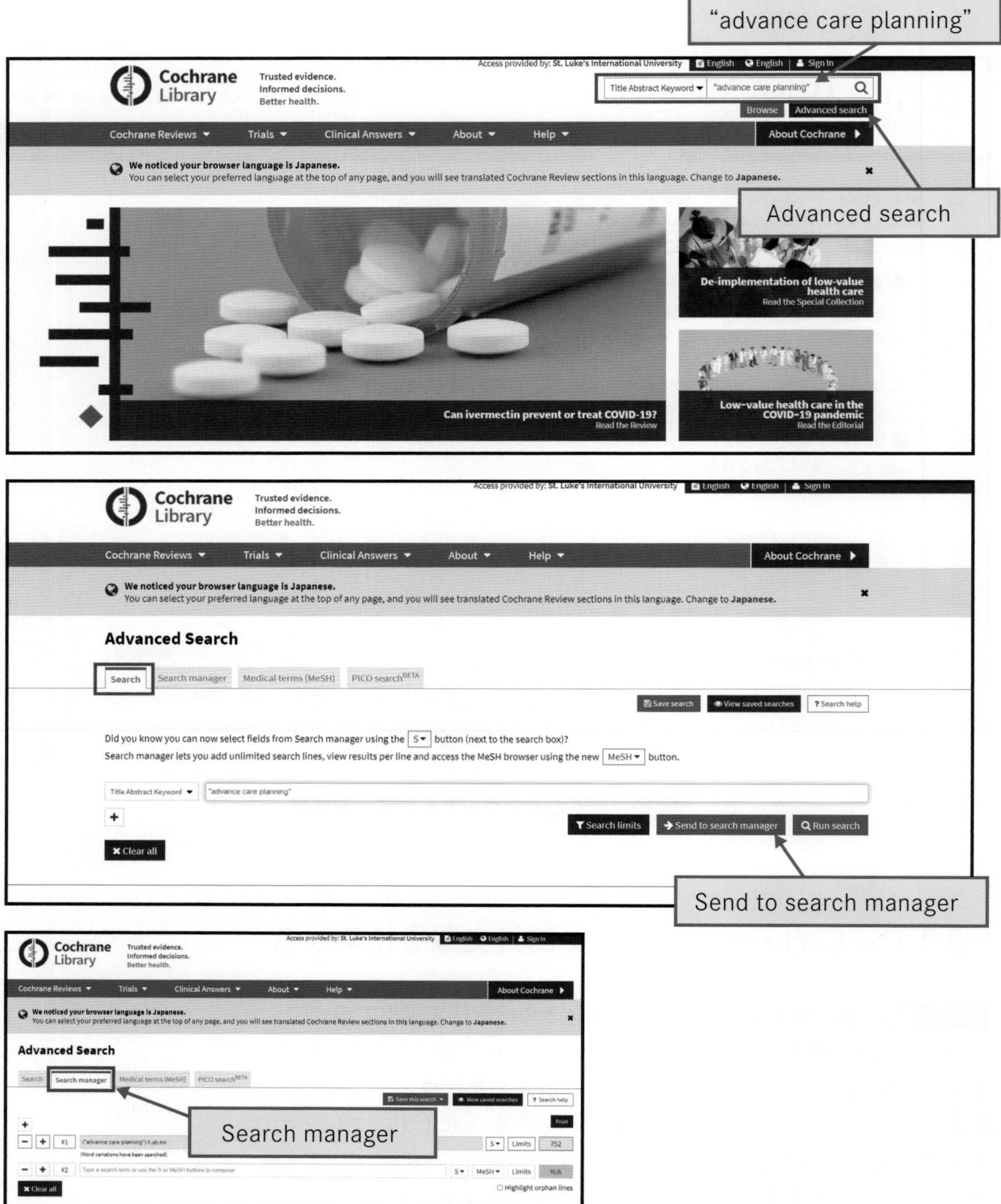

図 7　The Cochrane Library で "Advanced search"

(図 7 下)。次に “Search” タブをクリックして，キーワード “mobile”，“smartphone” と検索します。“Search manager” と行き来して検索履歴を記録しながら進めます。

医中誌 Web の「医学用語シソーラス」は，PubMed のシソーラスである MeSH と対応しています。医中誌 Web で有効なシソーラス用語を見つけたら，「シソーラス参照」を参考にします。「遠隔通信」に対応する MeSH は “Telecommunications” でした (図 8)。医中誌 Web のように，下位語を含んだ検索をしたいと考え，今度は “Medical terms (MeSH)” のタブを選んで，“Telecommunications” と入力し，“Look up” をクリックして，用語の定義や下位語の一覧などの詳細情報を表示します (図 9)。“Add to search manager” をクリックして検索履歴に記録します。検索式は医中誌 Web と同様に立てます。最終的に 10 件となりました (図 10)。

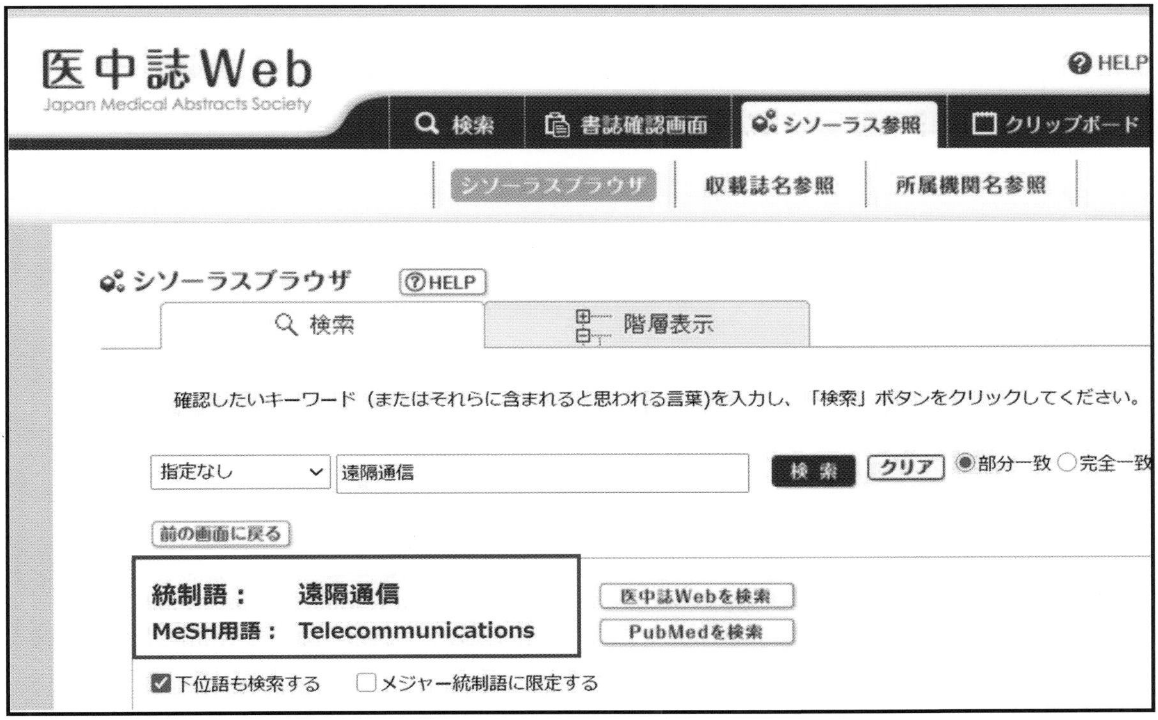

図 8　MeSH を確認

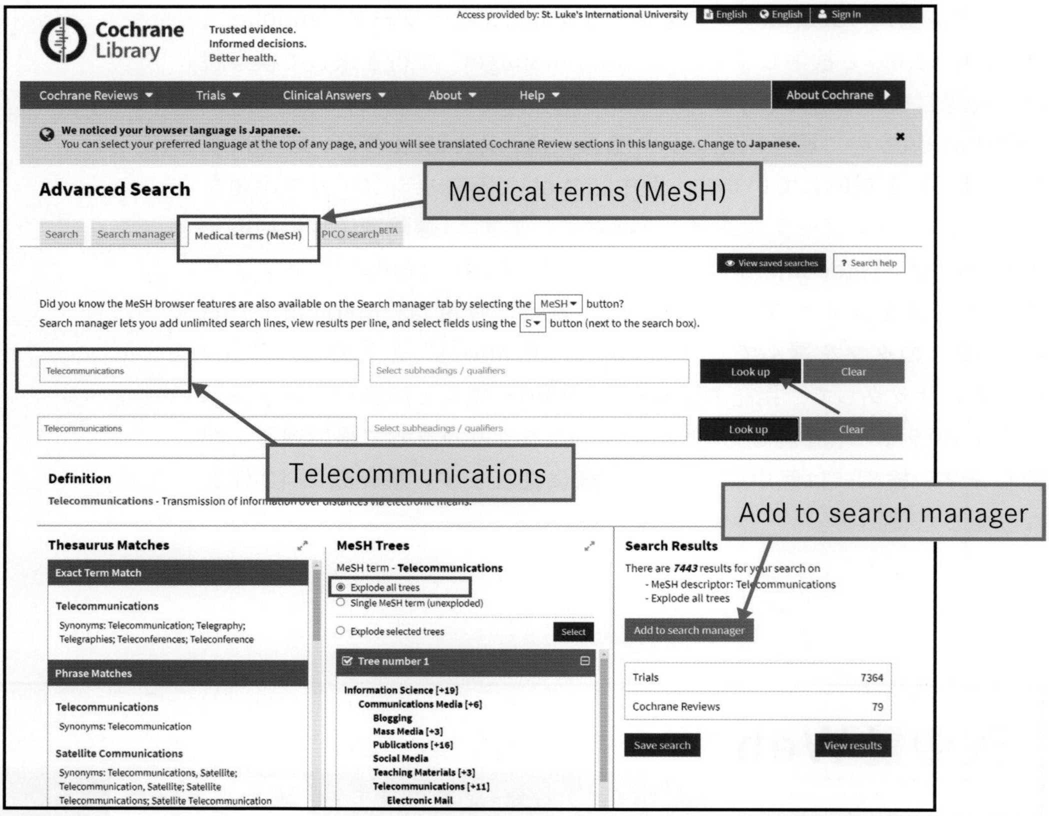

Cochrane Library

Trusted evidence.
Informed decisions.
Better health.

Access provided by: St. Luke's International University | English | English | Sign In

Cochrane Reviews ▾ Trials ▾ Clinical Answers ▾ About ▾ Help ▾ About Cochrane ▸

We noticed your browser language is Japanese.
You can select your preferred language at the top of any page, and you will see translated Cochrane Review sections in this language. Change to Japanese.

Advanced Search

Medical terms (MeSH)

Search | Search manager | Medical terms (MeSH) | PICO search BETA

View saved searches | ? Search help

Did you know the MeSH browser features are also available on the Search manager tab by selecting the MeSH ▾ button?
Search manager lets you add unlimited search lines, view results per line, and select fields using the S ▾ button (next to the search box).

Telecommunications | Select subheadings / qualifiers | Look up | Clear

Telecommunications | Select subheadings / qualifiers | Look up | Clear

Telecommunications

Definition
Telecommunications - Transmission of information over distances via electronic means.

Add to search manager

Thesaurus Matches

Exact Term Match
Telecommunications
Synonyms: Telecommunication; Telegraphy; Telegraphies; Teleconferences; Teleconference

Phrase Matches
Telecommunications
Synonyms: Telecommunication
Satellite Communications
Synonyms: Telecommunications, Satellite; Telecommunication, Satellite; Satellite Telecommunications; Satellite Telecommunication

MeSH Trees
MeSH term - Telecommunications
Explode all trees
Single MeSH term (unexploded)
Explode selected trees | Select
Tree number 1
Information Science [+19]
Communications Media [+6]
Blogging
Mass Media [+3]
Publications [+16]
Social Media
Teaching Materials [+3]
Telecommunications [+11]
Electronic Mail

Search Results
There are 7443 results for your search on
- MeSH descriptor: Telecommunications
- Explode all trees
Add to search manager
Trials 7364
Cochrane Reviews 79
Save search | View results

図 9　MeSH を使った検索

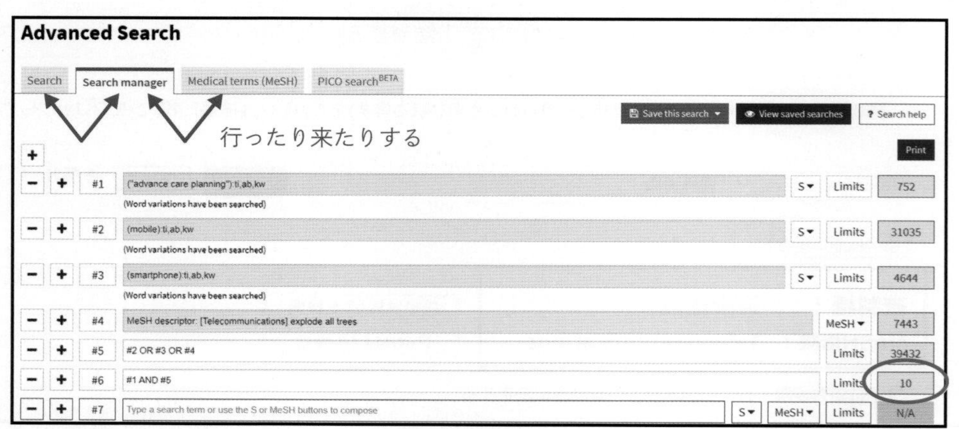

図 10　The Cochrane Library の検索履歴

検索結果の一覧を表示させると，4件目にテーマに合致したランダム化比較試験が見つかりました（図11）。オープンアクセスの文献ではなく，また，病院で契約している電子ジャーナル掲載のものでもなかったので，文献複写を取り寄せて読んでみることにしました。

同僚と月1回行っている「ジャーナルクラブ」[1)]で取り上げてみようと考えています。

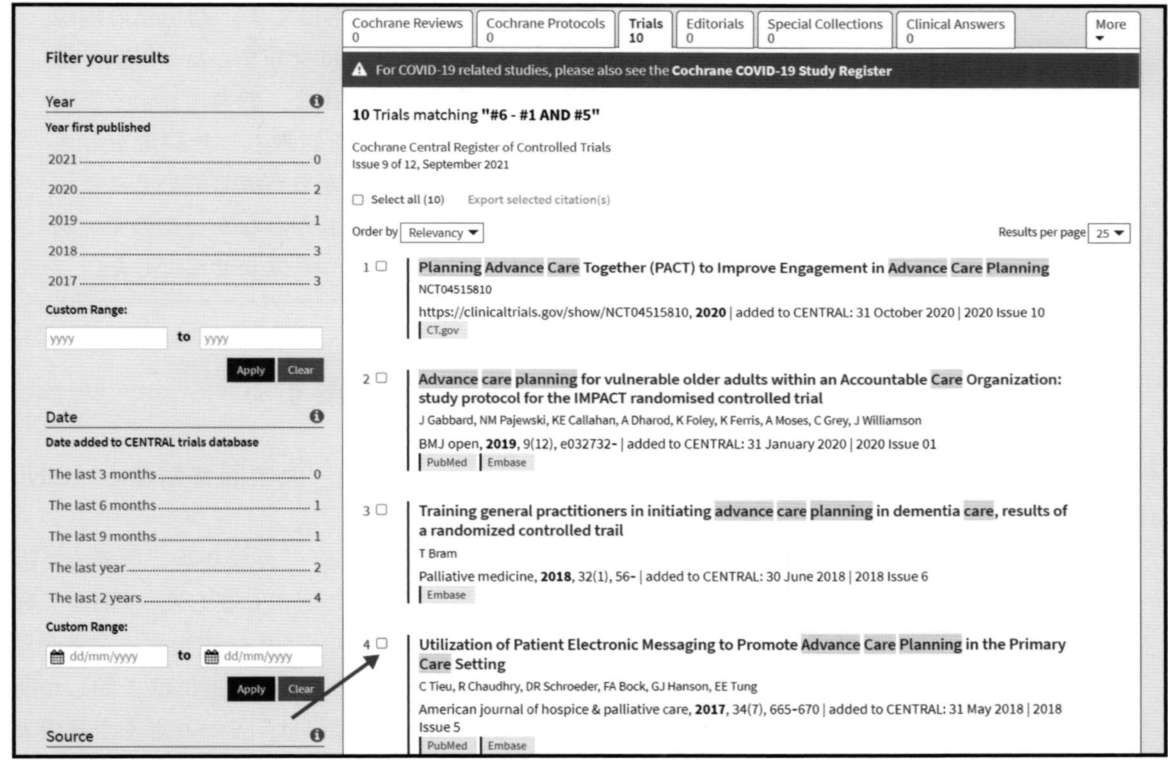

図11　検索結果の一覧表示

文献

1）安田英人：臨床論文を批判的吟味するためのMethod: Journal clubをやってみよう．メディカル・サイエンス・インターナショナル，2021．

Section 6

看護師長がリーダーシップ研修の参考図書を探すケース
公共・大学図書館から図書を入手する

ケース 6

ミハルさんは，看護師長になって３年目です。勤務先の病院で，リーダーシップ研修を企画することになりました。以前，参加したセミナーで紹介された図書を思い出し，参考にしようと考えました。図書の内容は，マネジャーを対象とした調査をもとに，部下の経験学習を効果的に支援しながら育成していくことについて書かれたものでした。タイトルがわからなかったので，病院図書室の書架で探してみましたが，見つかりませんでした。

1 近隣の図書館の蔵書を検索する

カーリル
83 頁参照

ポイント● 公共図書館なら「カーリル」，大学図書館なら「CiNii Books」

図書がビジネス分野のものであることから，「カーリル」を使って近くの公共図書館で入手できるか調べてみることにしました。「部下　経験学習」と入れて検索したところ，候補リストの中に該当する図書が見つかりました（図 1）。詳細情報を確認したところ，付近には１館しか所蔵がなく，あいにく貸出中でした。ただ所蔵館は，ミハルさんが日頃よく利用する図書館でしたので，ひとまず図書を予約することにしました（図 2）。カーリルの画面で「予約する」というボタンを押すと，所蔵館の OPAC の画面に移り予約の手続きができます（図 3）。

OPAC
30 頁参照

CiNii Books
166 頁参照

これと並行して，CiNii Books で付近の大学の所蔵状況を確認しました。カーリルに参加していない大学図書館があるからです。CiNii Books は全国の大学図書館の所蔵を調べることができ，それを所在地の都道府県で絞り込むことができます。カーリルの詳細情報の画面には，CiNii Books へのリンクがあるのでワンクリックで確認できます（図 4）。残念ながら県内の大学にはありませんでした（図 5）。そこで予

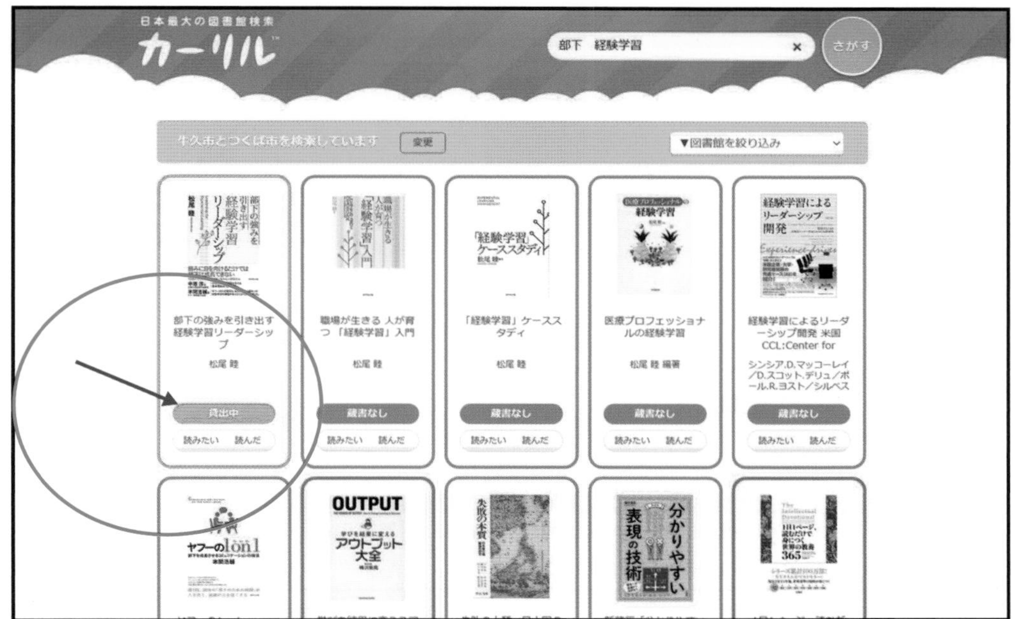

図１　カーリルで検索

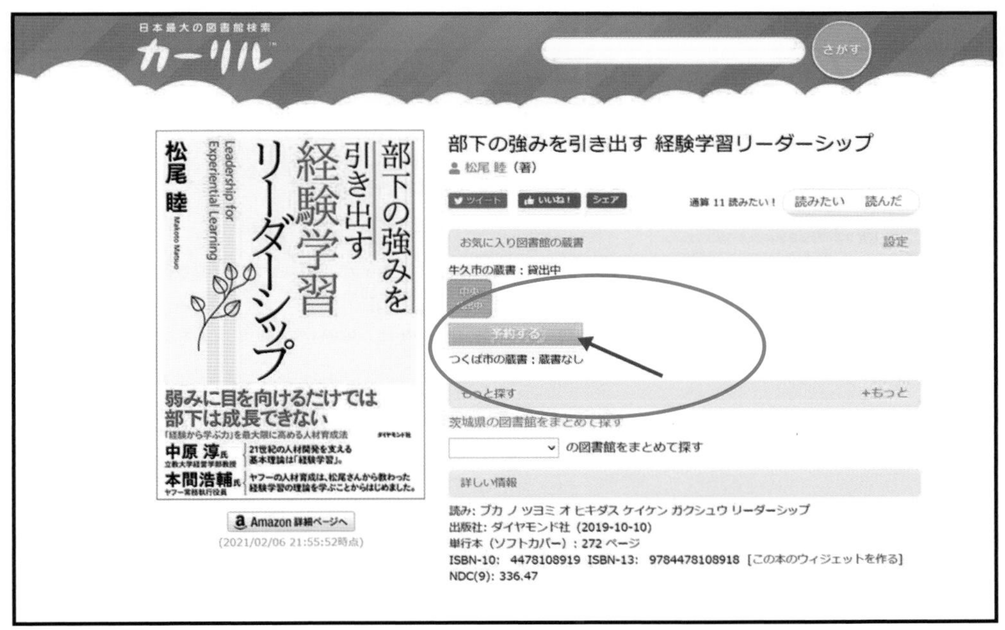

図２　該当する図書の詳細情報を表示

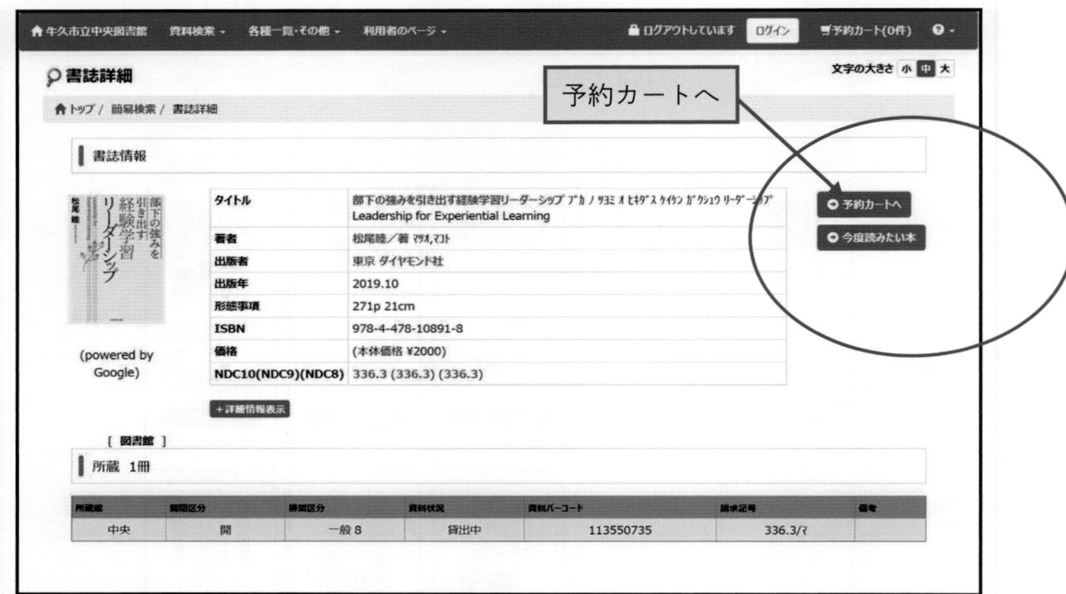

牛久市立中央図書館（https://library.city.ushiku.ibaraki.jp/opw/OPW/OPWSRCHTYPE.CSP?DB=LIB&MODE=1&PID2=OPWSRCH2&FLG=LIST&SRCID=1&SORT=-3&HOLD=NOHOLD&WRTCOUNT=10&PAGE=1&LID=1&HOLDSEL=2&CHGIMG=0）

図３　最寄りの図書館のシステムの画面

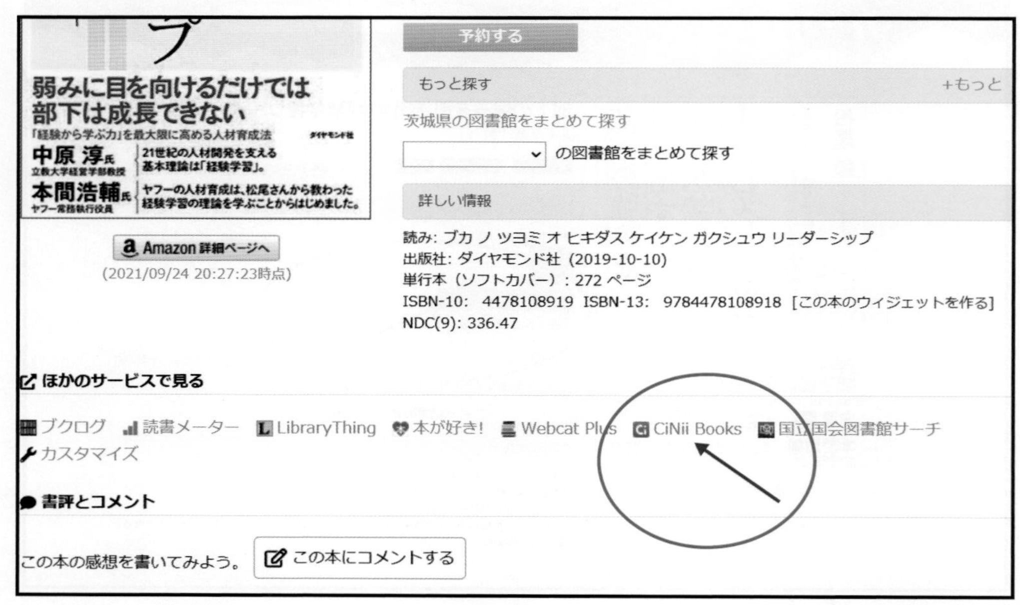

図４　カーリル画面上の CiNii Books へのリンク

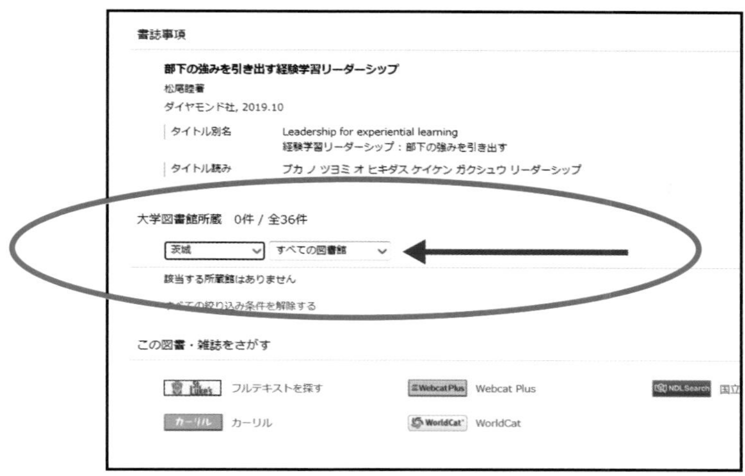

図5　詳細情報を確認する

約した図書の返却を待つことにしました。

2 日常的に図書館を利用する

ポイント●　近隣図書館をお気に入りとして登録

管理者には広い視野が求められます。日常的に図書館を利用して情報収集を習慣づけたいものです。

カーリルでは，事前に探したい地域を「お気に入り図書館」として登録しておく必要があります。登録する画面にはページ右上の「設定」から入ります(図6)。地域は「現在地を追加する」と「都道府県から選ぶ」の2つから設定できます。居住地や勤務先，あるいは通勤途中の最寄り駅の周辺を設定しておくとよいでしょう。

お気に入り図書館などの設定を保存したい場合は，アカウント登録する必要があります。Google，Facebook や Twitter などの SNS のアカウントでもログインすることができます。

その後，ミハルさんは，予約手続きをした図書館で，同じ分野の図書を探してみました。OPAC の画面で分類番号をクリックして一覧すると，予約した図書のほかにも，いくつか参考になりそうなものがありました(図7)。久しぶりに地域の図書館に行ってみることにしました。

Tips

カーリルは Google や SNS のアカウントでログインできる。

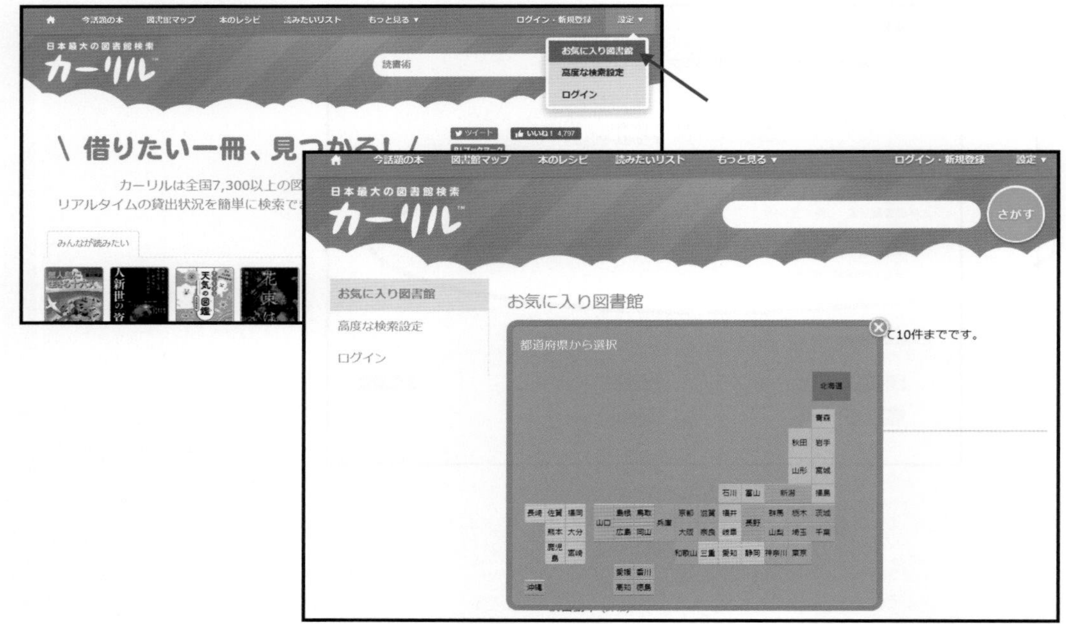

図６　カーリルで「お気に入り図書館」を設定

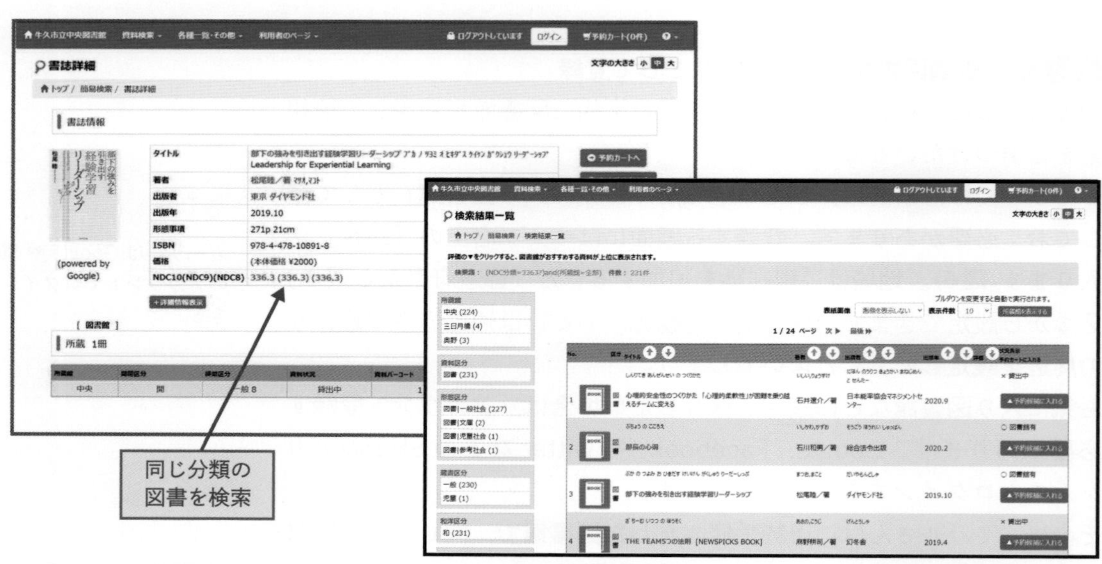

牛久市立中央図書館（https://library.city.ushiku.ibaraki.jp/opw/OPW/OPWSRCHLIST.CSP?DB=LIB&PID2=OPWSRCH2&FLG=SEARCH&MODE=1&LIB=&anchor=4）

図７　同じ分類の図書

Section 7

訪問看護師がエビデンスを確認するケース
無料で利用できる電子リソースを活用する

ケース
7

カエデさんは訪問看護ステーションに勤務する看護師です。

ある日，連携先の地域医療支援病院とのリモートでのカンファレンスの後，アドバンス・ケア・プランニングの進め方が話題になりました。地域医療支援病院に勤務する認定看護師のサクラさんとは同級生であり，同じ問題意識を持っています（Section4）。

本人の意思を尊重してケアを行いたいと思っても，明確に示した「事前指示書」の作成は難しい状況です。訪問看護師は，患者にとってより身近な存在であり，自宅で本音を聞きながら，アドバンス・ケア・プランニング全体や「事前指示書」の作成の支援ができるのではないかと考えています。

サクラさんとは，地域で勉強会をしようと話し合っていましたが，その前に，現在の研究動向を自分なりに探ってみることにしました。

1 無料公開されているサイトを活用

ポイント● 研究動向がつかめるレビューを読む

まず，Minds ガイドラインライブラリで該当する内容のエビデンスがあるか確認しました。「診療ガイドラインを検索」と表示された窓にキーワードを入れます。診療ガイドラインは件数が少ないので，なるべく多くヒットするように「アドバンス　ケア　プランニング」と単語ごとにスペースを入れて検索しました（図 1）。その結果，1 件，検索することができました（図 2）。「背景・目的」や「解説」を読んで基本的な知識を確認することができました。ただ，発行は 2019 年 3 月 31 日ですが，レビュー対象の文献は，1990 年 1 月 1 日～2016 年 8 月 31 日であり，推奨の根拠となった研究は少し古く，新しい文献を探す必要が

✍Minds ガイドラインライブラリ

37 頁参照

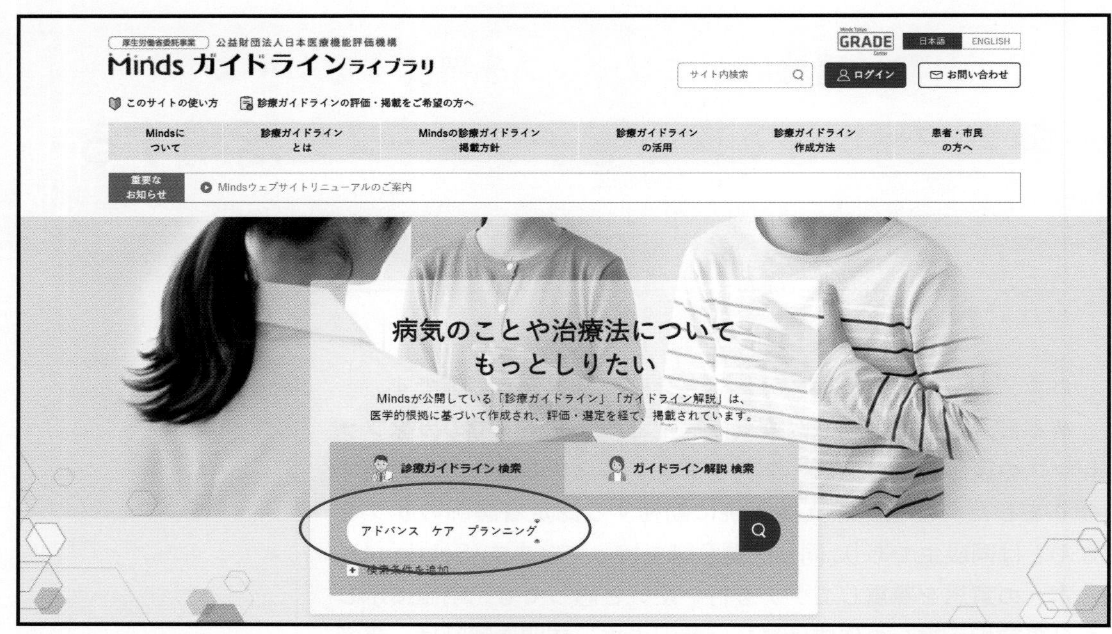

Minds ガイドラインライブラリ　TOP 画面(https://minds.jcqhc.or.jp/)

図 1　Minds ガイドラインライブラリで検索

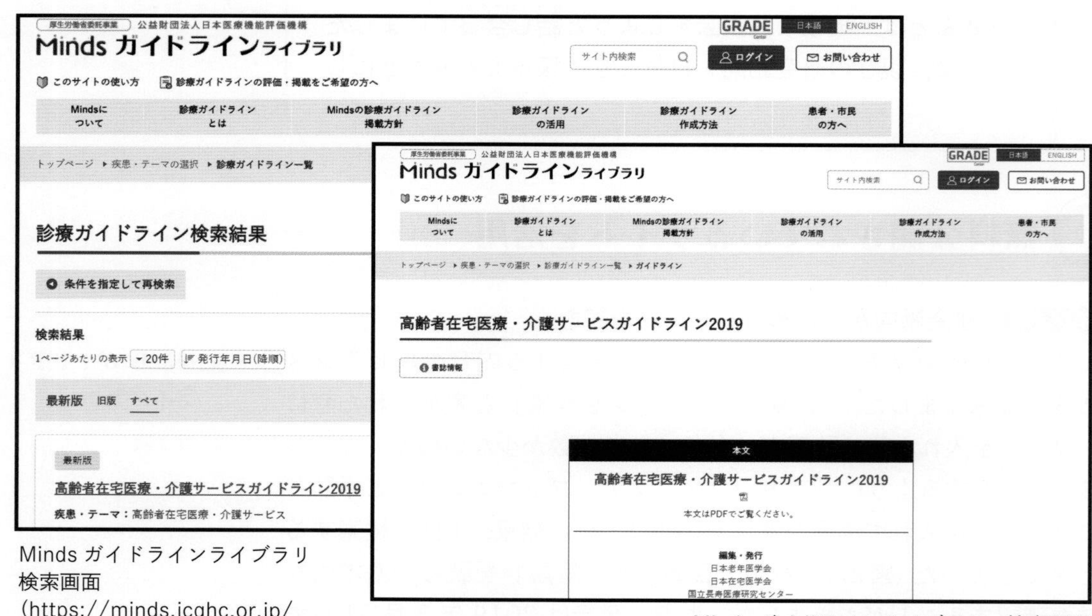

Minds ガイドラインライブラリ
検索画面
(https://minds.jcqhc.or.jp/medical_guideline/guideline_list)

Minds ガイドラインライブラリ　検索画面
(https://minds.jcqhc.or.jp/n/med/4/med0380/G0001112)

図 2　診療ガイドラインを探す：キーワードで検索

あると感じました。

そこで広く日本語で状況をつかみたいと思い，Google Scholar で，「アドバンスケアプランニング」「事前指示」の 2 つのキーワードを入れて検索してみました。すると，最初のページで，カエデさんが読みたいと思うレビュー文献が 3 件，見つかりました (図 3)。このうち，2 件は日本の状況を，1 件は米国の状況を報告しているレビューで，すべて J-Stage で入手できました。それぞれ，性格の違う文献でしたので，読み比べてみることにしました。Google Scholar では，ウェブ上でオープンにアクセスできる，ほかの文献から引用されている件数や文献データベースに採録されている件数が多い文献が，上位にランクされます。このため，一定の評価が得られたものである一方，少し古いものが上位表示される傾向があります。そこで，最近 1 年 (2020 年以降) で期間を指定してみました。すると，レビューではありませんが地域在住の高齢者を対象に質問紙調査を行った少し規模の大きい横断研究を見つけ，その場で読むことができました(図 4)。

Google Scholar
アドバンスケアプランニング　事前指示
記事
約 159 件 (0.02 秒)
期間指定なし
2021 年以降
2020 年以降
2017 年以降
期間を指定...
関連性で並べ替え
日付順に並べ替え
すべての言語
英語 と 日本語のページを検索
すべての種類
特許を含める
引用部分を含める
総説論文
アラートを作成
日本におけるアドバンスケアプランニングの現状-文献検討と内容分析から-
[PDF] jst.go.jp
角田ますみ - 生命倫理, 2015 - jstage.jst.go.jp
... 方法やケア」、「治療の中止や差し控え」、「DNAR」、「代理判断」、「療養場所やケア提供者」、「事前指示」 など具体的内容で構成されると同時に、そこに ... 本報告論文は、第26回日本生命倫理学会年次大会 公募ワークショップV「なぜアドバンスケア プランニングなのか」における発表に、加筆訂正 ...
引用元 13　関連記事　全 2 バージョン
日本におけるアドバンスケアプランニング研究に関する統合的文献レビュー
[PDF] jst.go.jp
谷本真理子， 芥田ゆみ， 和泉成子 - Palliative Care Research, 2018 - jstage.jst.go.jp
... 社会的実装を支援する検証可能な知識の蓄積に資す る研究が求められる． Palliat Care Res 2018; 13（4）: 341-55 Key words: アドバンスケアプランニング，事前指示，リビングウィル，日本 受付日 2018 年 5 月 30 日／改訂日 2018 年 8 月 27 日／受理日 2018 年 9 月 18 日 ...
引用元 5　関連記事　全 4 バージョン
アドバンスケアプランニング
山口崇 - 医学のあゆみ, 2016 - pieronline.jp
... アドバンスケアプランニング（advance care planning：ACP）は"患者が将来重篤な病気や状態になったときに，どこでどのようにすごしたいかに関する意向や希望を，家族や医療・ケア提供者と ... 意思決定者に関する事前指示（AD）の作成だけでは患者 ...
引用元 1　関連記事　全 2 バージョン
国内外のアドバンスケアプランニングに関する文献検討とそれに対する一考察
[PDF] jst.go.jp
大濱悦子， 福井小紀子 - Palliative Care Research, 2019 - jstage.jst.go.jp
... ACP に関する論文は 会議録や学会発表は増加しているものの，原著論文の 執筆には至っていない状況であることがうかがえる． 医学中央雑誌のシソーラス用語「アドバンスケア計 画」の下位語に「患者による事前指示（MeSH: Advance ... 273 国内外のアドバンスケアプランニングに関するレビュー ...
引用元 4　関連記事　全 3 バージョン
[PDF] アドバンスケアプランニングの概念分析~ がん患者の看護支援への有用性の検討~
[PDF] nii.ac.jp
田代真理， 藤田佐和 - 高知女子大学看護学会誌, 2017 - u-kochi.repo.nii.ac.jp
... 1. アドバンスケアプランニングの用法 1970年代、米国では医師のパターナリズムに ... 3 — Page 3. らせておく事前指示 (advance directive：以下 AD) が法的効力を持って広く認識されるように なった。しかし、PSDA施行後もAD作成率の明ら かな向上は認められず、AD作成があった場合で ...
引用元 4　関連記事　全 3 バージョン
アドバンス・ケア・プランニングに関する一考察-米国のアドバンス・ディレクティヴに関する取組みを通して-
[PDF] jst.go.jp
足立智孝， 鶴若麻理 - 生命倫理, 2015 - jstage.jst.go.jp
... かった事前指示 （書）の導入を検討すべき課題と提 案しており3）、ADの存在およびその重要性が広く認知されてきたことが推察できる。 さらに近年では、終末期医療に関する本人の意思 を事前に話し合い、

図 3　Google Schlar で検索

✍Google Scholar

24 頁参照

👆Tips

Google Scholar では他の文献に引用された回数が多いものが上位になる。

✍J-Stage

30 頁参照

✍PubMed Advanced 検索

履歴を使って検索式を立てながら検索できるページ。AND・OR・NOT で組み合わせる，フィールドをタイトル・著者名・抄録に限定してキーワードを探す，などの機能がある。

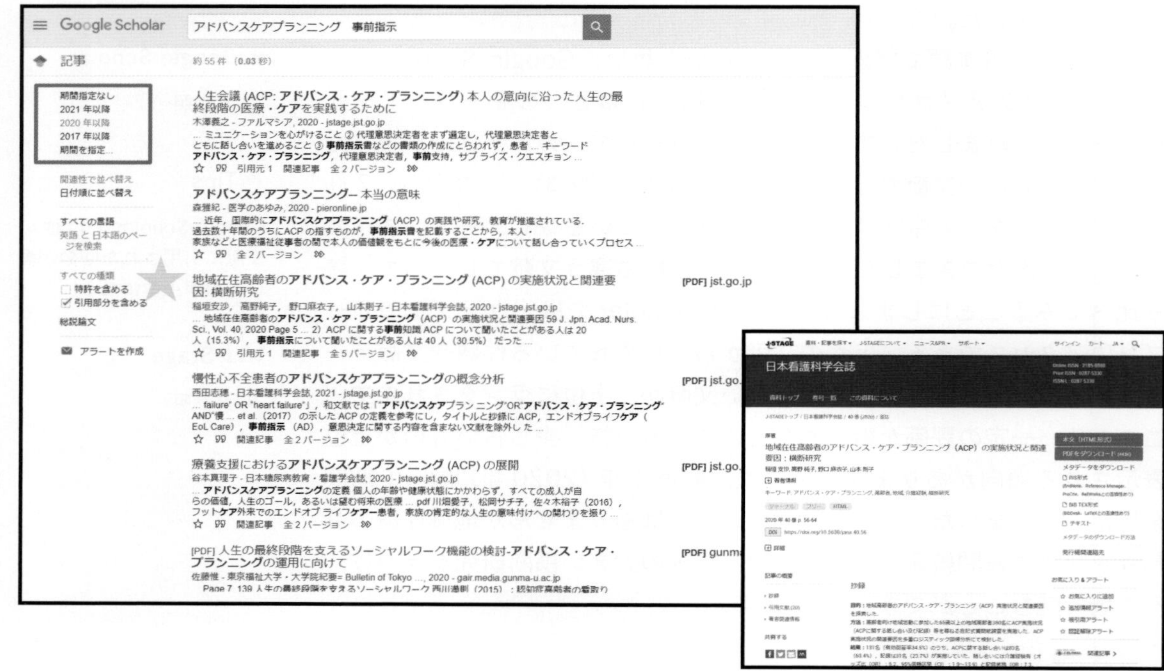

図 4　最近 1 年で期間指定

✍PubMed Clinical Queries

目的によって結果を絞り込めるフィルター。検索窓にキーワードや検索式を入れ，フィルターを選択して使う。フィルターの種類は「治療 (Therapy)」「診断 (Diagnosis)」「病因 (Etiology)」「予後 (Prognosis)」などから選べる。それぞれのフィルターでは，効果が検証された検索式が設定されている。

2 ライフサイエンス辞書から PubMed へ…………

ポイント●　英語論文は翻訳ツールで大意をとらえる

最後に，海外の研究動向もつかんでおきたいと考え，PubMed も調べてみました。PubMed は世界有数の医学文献データベースである MEDLINE が無料で利用できるサービスであり，さまざまな利用支援ツールや連携サービスがあります。日本語のツールやサービスも多く，その一つが「ライフサイエンス辞書」です。

カエデさんは，直接，PubMed のサイトにはいかず，ライフサイエンス辞書を使用して，用語を確認しながら検索することにしました（図 5）。

結果を見ると，なかに少し求めるものと離れた文献もあったので，検索式を調整することにしました。Advanced 検索の画面で，検索式の詳細を開いてみると，（“advance”［All Fields］AND “directives”［All Fields］）や（“advance”［All Fields］AND “directive”［All Fields］）という部分を含んでいました(図6)。件数が多く，網羅的な検索をするわけではないので，フレーズのみで検索，フィールドも，MeSH，タイトル，抄録に限定することにしました(図7，8)。さらに，エビデンスが確かめられた支援の方法がないか，Clinical Queriesで絞り込みます(図9)。フィルターの種類は“Therapy”とし，より絞って探す“Narrow”と選択しました。結果は181件，新しいほうから何件か，確認することにしました(図10)。中から一つ選んで，翻訳ツールを使って読んでみました(図11)。翻訳ツールは，さまざまありますが，最近は，DeepLをよく使っています。実際に論文を読んでみると，相談の機会を設けるなどしても，すぐには事前指示書の作成は増えないと報告されており，なかなか一筋縄ではいかないのだと再認識しました。

✍ライフサイエンス辞書

ウェブ版であるWebLSDはオンライン辞書サービス。英和・和英の対訳を調べるだけでなく，単語の発音や用法・用例などが調べられる。

✍DeepL翻訳

ブラウザ上で使用できる機械翻訳サービス。2017年に無料公開され，無料サービスでは一度に5,000字まで翻訳できる。提供するDeepL社は，ドイツのケルンでディープラーニング(深層学習)を軸に言語向けの人工知能システムを開発している。

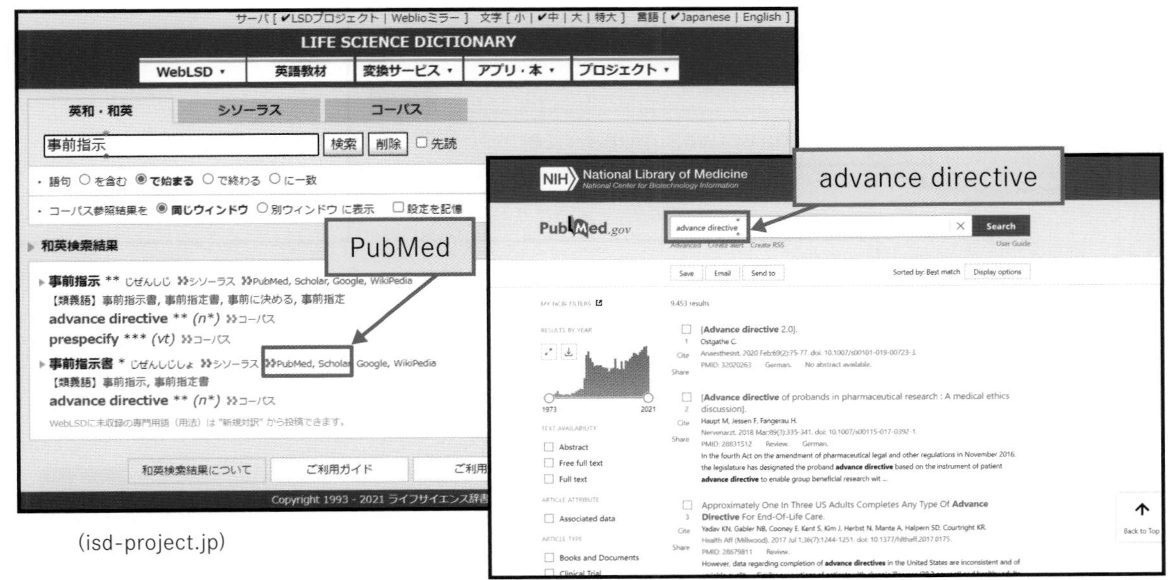

図5　ライフサイエンス辞書からPubMedの検索

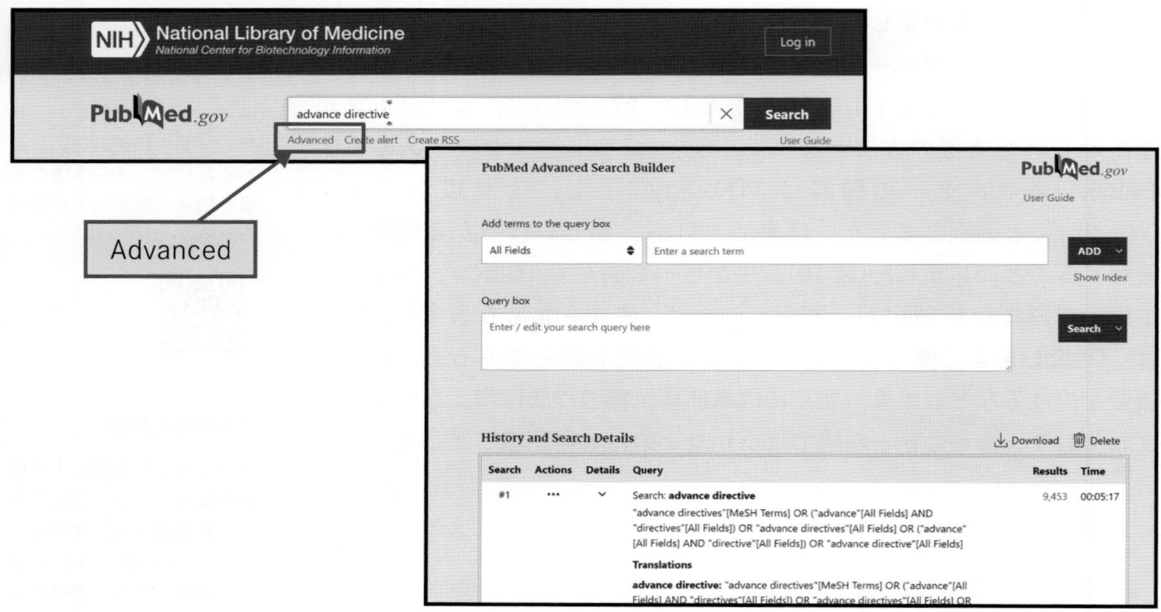

図6　Advanced 検索

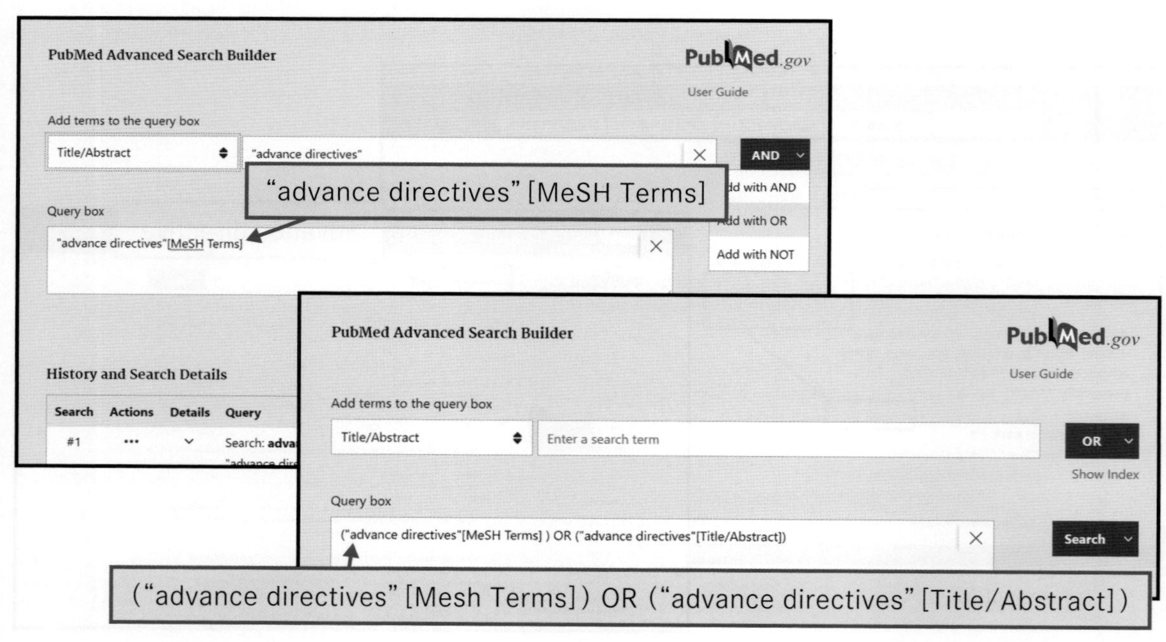

図7　Query box での検索式の作成

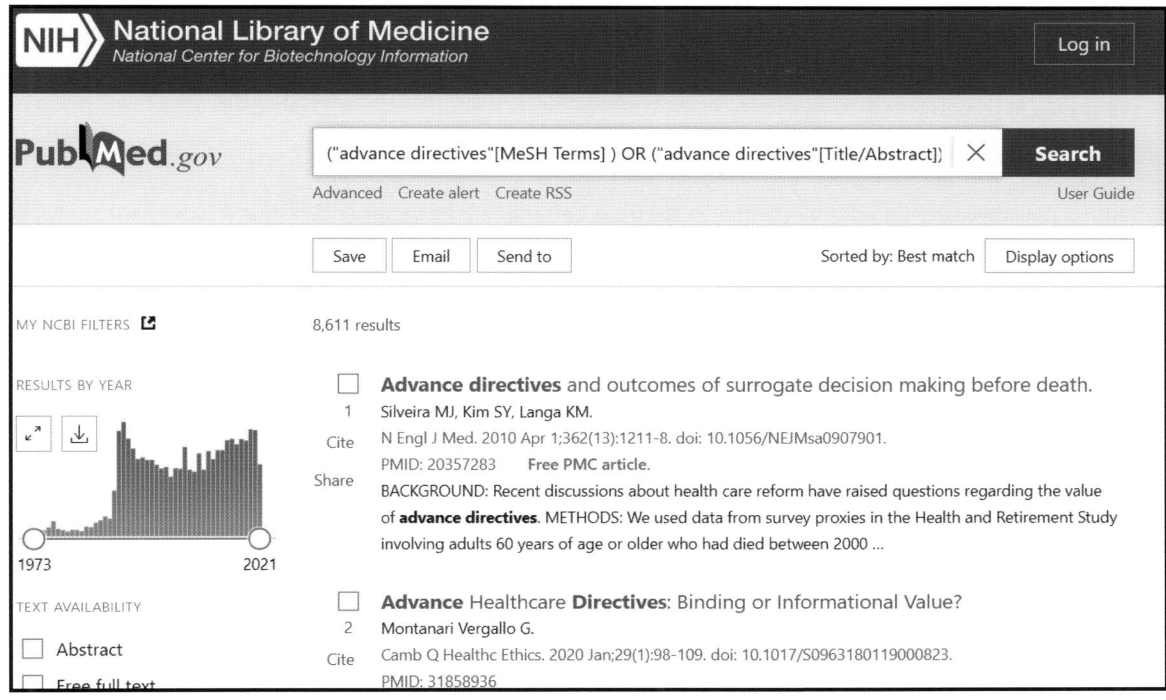
NIH
National Library of Medicine
National Center for Biotechnology Information
Log in
PubMed.gov
("advance directives"[MeSH Terms]) OR ("advance directives"[Title/Abstract])
Search
Advanced
Create alert
Create RSS
User Guide
Save
Email
Send to
Sorted by: Best match
Display options
MY NCBI FILTERS
8,611 results
RESULTS BY YEAR
1973
2021
Advance directives and outcomes of surrogate decision making before death.
1
Cite
Share
Silveira MJ, Kim SY, Langa KM.
N Engl J Med. 2010 Apr 1;362(13):1211-8. doi: 10.1056/NEJMsa0907901.
PMID: 20357283 Free PMC article.
BACKGROUND: Recent discussions about health care reform have raised questions regarding the value of advance directives. METHODS: We used data from survey proxies in the Health and Retirement Study involving adults 60 years of age or older who had died between 2000 ...
TEXT AVAILABILITY
Abstract
Advance Healthcare Directives: Binding or Informational Value?
2
Cite
Montanari Vergallo G.
Camb Q Healthc Ethics. 2020 Jan;29(1):98-109. doi: 10.1017/S0963180119000823.
PMID: 31858936

図 8　検索結果

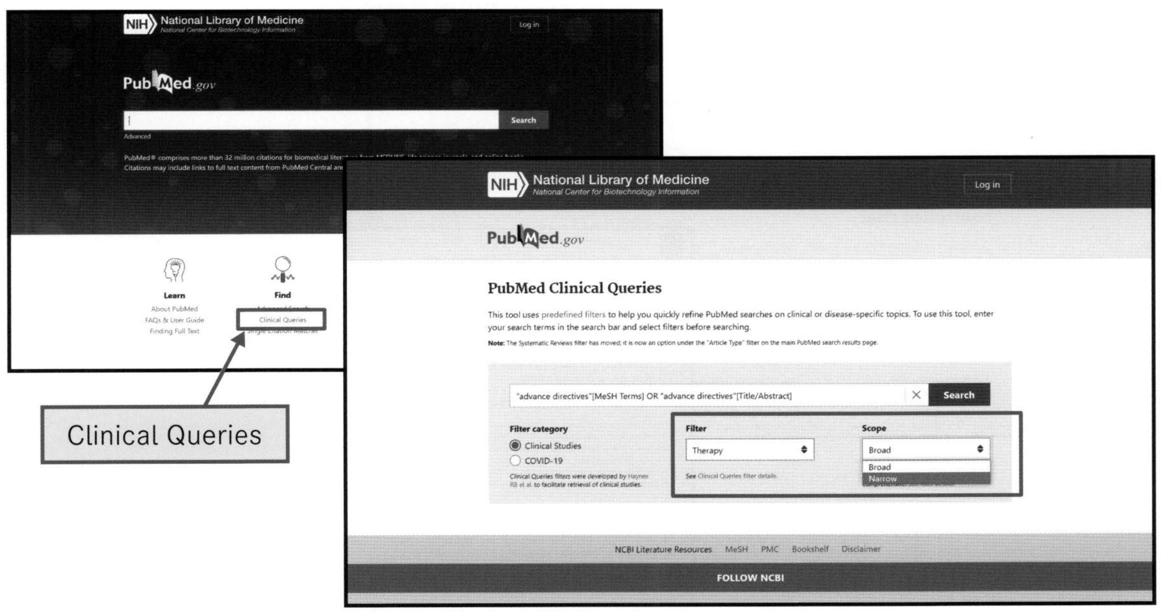

図 9　Clinical Queries

Results for Clinical Studies: Therapy/Narrow

5 of 163 results sorted by: Most Recent

See all results in PubMed (163)

Shifting palliative care paradigm in primary care from better death to better end-of-life: a Swiss pilot study.
Sommer J, et al. BMC Health Serv Res. 2021. PMID: 34193128 **Free PMC article.** Clinical Trial.

Increasing the completion rate of the advance directives in primary care setting - a randomized controlled trial.
Xu C, et al. BMC Fam Pract. 2021. PMID: 34144695 **Free PMC article.** Clinical Trial.

Differences in advance care planning among nursing home care staff.
Gilissen J, et al. Nurs Ethics. 2021. PMID: 33947293

Effectiveness of a video-based advance care planning intervention in hospitalized elderly patients: A randomized controlled trial.
Lin LH, et al. Geriatr Gerontol Int. 2021. PMID: 33860972 Clinical Trial.

Prospective Randomized Study of Advance Directives in Allogeneic Hematopoietic Cell Transplantation Recipients.
Tan IT, et al. Transplant Cell Ther. 2021. PMID: 33836311 Clinical Trial.

See all results in PubMed (163)

図 10　Clinical Queries での検索結果

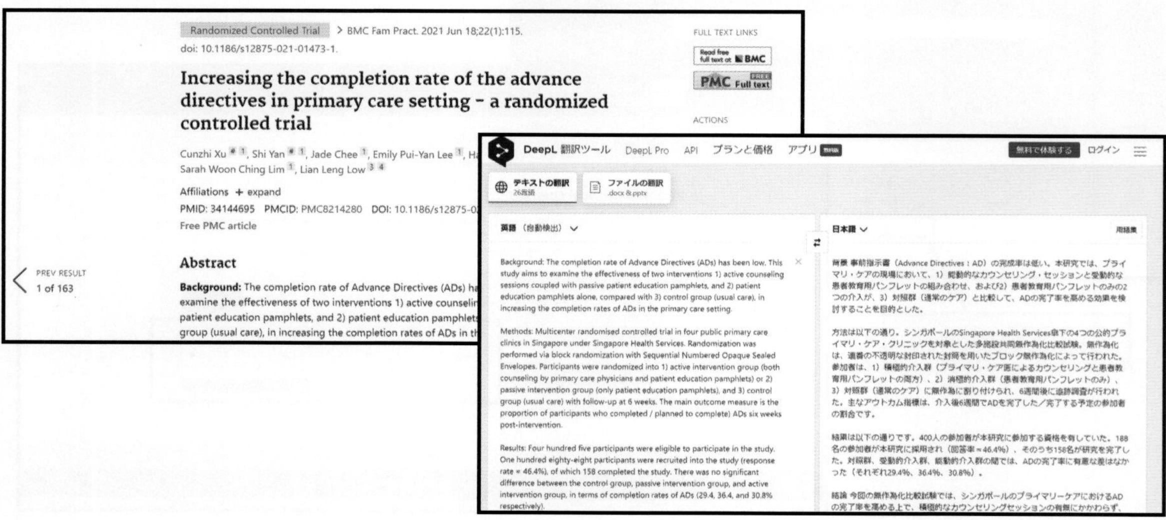

図 11　抄録を翻訳して読む

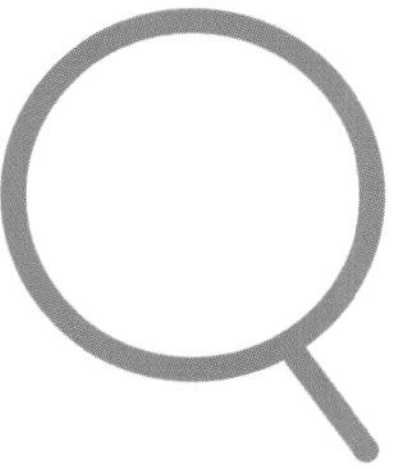

巻末資料

資料　おもな文献データベース一覧

	対象分野	対象文献の種類	年
（医療系・国内）			
医中誌 Web	医学，歯学，薬学，および看護学，獣医学などの関連分野	国内で発行された対象分野で入手できる定期刊行物（約 7,500 誌）掲載の学術的な文献（原著論文，症例報告，総説，解説，学会抄録・会議録等）	1946年～
最新看護索引 Web	看護および周辺領域	日本看護協会図書館で所蔵する国内発行の定期刊行物（雑誌・紀要など，928 誌）に掲載された文献の中から看護の実践・研究・教育に関する文献を収録	1987年～
Minds ガイドラインライブラリ	医療全般	医療系の学会や厚生労働科学研究の研究班等によって作成された診療ガイドラインを収録	
（医療系・海外）			
The Cochrane Library	医療全般	コクラン共同計画が作成するシステマティック・レビューを中心とした，EBM に役立つ 6 つのデータベースを集めたもの この表では以下の 2 つについて示す ★ Cochrane Reviews (CDSR; Cochrane Database of Systematic Reviews) コクラン共同計画が作成するシステマティック・レビューを収録 ★ Trials (CENTRAL; Cochrane Central Register Controlled Trials) 医療系文献データベース（PubMed/MEDLINE, Embase, CINAHL, ClinicalTrials.gov, WHO's ICTRP, KoreaMed）等からランダム化比較試験（RCT），比較臨床試験（CCT）のデータとコクラン共同計画のレビューグループがハンドサーチで登録した RCT, CCT のデータを収録	
PubMed	生物医学・生命科学分野	米国国立医学図書館のコレクションをもとに作成された総合的なデータベース 以下のコンテンツを含む ★ MEDLINE 米国国立医学図書館が収集する世界の約 5,200 誌の学術的な文献を収録，併せて PreMEDLINE（MEDLINE に未収録である MeSH は付与されていない状態のデータ）の検索も可能 ★ PubMed Central (PMC) 生物医学系論文のデジタルアーカイブ，約 2,000 誌の論文の全文を収録 ★ Bookshelf 生物医学系の図書，報告書の全文を収録した電子書籍アーカイブ，図書約 500 件，報告書約 4,000 件を収録	1946年～
MEDLINE	生物医学・生命科学分野	米国国立医学図書館が収集する世界の約 5,200 誌の学術的な文献を収録	1966年～
CINAHL	看護学および医療関連分野	学術雑誌 5,400 以上の論文・記事，学位論文・議事録・実践基準・視聴覚資料・図書・図書の章の書誌データ，非オープンアクセス学術雑誌の約 40 の全文データを併せて収録，さらに学術雑誌 1,300 以上については引用情報も収録 このほかに，CINAHL Plus（最も古いもので 1937 年まで遡って収録），CINAHL Complete（非オープンアクセス学術雑誌の約 644 の全文データを併せて収録，継続教育システム Nursing Reference Center と連携）などのバージョンがある	1992年～

データの構成と機能	更新頻度	使用料	作成	システム提供
文献の書誌データ（14,390,225 件，2020 年 12 月 1 日現在） シソーラス：あり（医学用語シソーラス） 引用情報：あり	月 2 回	有料	医学中央雑誌刊行会	医学中央雑誌刊行会
文献の書誌データ（257,326 件，2020 年 12 月現在）	月 1 回	有料（日本看護協会会員は無料）	日本看護協会図書館	医学中央雑誌刊行会
診療ガイドラインの全文データ（286 件，2020 年 12 月現在）	随時	無料	日本医療機能評価機構	日本医療機能評価機構
★ Cochrane Reviews システマティック・レビューの全文データ（8,464 件，2020 年 12 月 1 日現在） ★ Trials 文献の書誌データ（1,715,798 件，2020 年 12 月 1 日現在） シソーラス：あり（MeSH）	随時	有料（Cochrane Reviews の抄録部分は無料で閲覧可能）	コクラン共同計画	Wiley-Blackwell
文献の書誌データ（31,563,992 件，2020 年 12 月 31 日現在） ★ MEDLINE 雑誌論文・記事の書誌データ（27,149,277 件，2020 年 12 月 31 日現在） シソーラス：あり（MeSH） 引用情報：あり ★ PMC 雑誌論文・記事の全文データ（4,400 万件以上） ★ Bookshelf 図書の書誌データ（8,000 件以上）	日 1 回	無料	米国国立医学図書館	米国国立医学図書館
文献の書誌データ（27,149,277 件，2020 年 12 月 31 日現在） シソーラス：あり（MeSH） 引用情報：あり	各システムにより異なる	有料	米国国立医学図書館	Wolters Kluwer - Ovid EBSCO ProQuest Clarivate - Web of Science に収録 Elsevier - Embase に収録
文献の書誌データ（約 7,500,000 件以上） シソーラス：あり（CINAHL Subject Headings） 引用情報：あり 全文データ	週 1 回	有料	CINAHL Information Systems (EBSCO)	EBSCO

Embase	生物医学分野	95か国以上の8,100以上の学術雑誌（内，約2,900誌はMEDLINE未収録），11,500件以上の学会からの230万件を越える学会発表抄録，医薬品，病気，医療機器データ	1947年～
（人文・社会学系・海外）			
APA PsycINFO	心理学分野	2,275の学術雑誌のほか，図書，図書の章，レポート，論文，学位論文	1806年～
ERIC	教育学分野	1,248の学術雑誌のほか，727の教育関連の図書，文書等の資料	1964年～
（特定の分野なし・国内）			
CiNii Articles	特定の分野なし	学協会刊行物・大学研究紀要・国立国会図書館の雑誌記事索引データベースなど，学術論文の総合的な検索サービス おもな収録データベースは以下のとおり ★引用文献索引データベース（国立情報学研究所） ★J-STAGE（独立行政法人科学技術振興機構） ★機関リポジトリ（各大学） ★雑誌記事索引データベース（国立国会図書館） ★国立国会図書館デジタルコレクション（国立国会図書館） このほかに「医中誌Web」「日経BP記事検索サービス」などと連携して全文データへのリンク，「CiNii Book」と連携して全国の大学図書館の所蔵データともリンクしている	
CiNii Books	特定の分野なし	全国の大学図書館等約1200館が所蔵する本（図書や雑誌等）の情報を検索できるサービス	
CiNii Dissertations	特定の分野なし	国内の大学および独立行政法人大学改革支援・学位授与機構が授与した博士論文の情報を検索できるサービス	
（特定の分野なし・海外）			
Web of Science	特定の分野なし	1億5,500万を超える文献データから得た引用文献のデータベース。以下のコレクションからなる。各コレクションの情報源を示す。 ★ Science Citation Index Expanded (SCIE) 178分野の学術雑誌9,200誌（1900年～） ★ Social Sciences Citation Index (SSCI) 58分野の学術雑誌3,400誌（1900年～） ★ Arts& Humanities Citation Index (AHCI) 28分野の学術雑誌1,800誌（1975年～） ★ Emerging Sources Citation Index (ESCI) 254分野のある7,800誌（2005年～） ★ Book Citation Index (BKCI) 編集者が選定した図書104,500冊（2005年～ 毎年10,000冊新しい書籍が追加） ★ Conference Proceedings Citation Index (CPCI) 205,000点を超える会議録（1990年～）	
Scopus	特定の分野なし	学術雑誌25,751誌，会議録132,000件，書籍256,000冊を情報源とする引用文献データベース	

文献の書誌データ(約 3,900 万件以上※) ※ EMBASE(1974 年 ～) と MEDLINE(1940 年 代 ～) を 統合・重複除去した件数 シソーラス：あり (Emtree) 引用情報：あり (Scopus のデータを一部公開)	日 1 回	有料	Elsevier	Elsevier
文献の書誌データ(約 4,992,773 件 2021 年 5 月 8 日現在) シソーラス：あり 引用情報：あり 全文データ：オプションで米国心理学会発行の雑誌，図書を提供	週 1 回	有料	米国心理学会	Wolters Kluwer - Ovid EBSCO ProQuest
文献の書誌データ(1,827,824 件 2021 年 1 月 1 日) シソーラス：あり 全文データ(438,381 件 2021 年 1 月 1 日)	月 1 回	無料	米国教育科学研究所	米国教育科学研究所
文献の書誌データ(22,000,000 件，2020 年 3 月現在) 引用情報：あり	週 1 回	無料	国立情報学研究所	国立情報学研究所
文献の書誌データ (図書 11,824,891 件，雑誌 355,042 件 2020 年 3 月現在)	週 1 回	無料	国立情報学研究所	国立情報学研究所
文献の書誌データ(約 60,000 件)	週 1 回	無料	国立情報学研究所	国立情報学研究所
以下の文献の書誌データ ★ Science Citation Index Expanded (SCIE) 情報源：5,300 万件 引用：11 億 8,000 万件 ★ Social Sciences Citation Index (SSCI) 情報源：900 万件 引用：1 億 2,200 万件 ★ Arts& Humanities Citation Index (AHCI) 情報源：490 万件 引用：3,300 万件 ★ Emerging Sources Citation Index (ESCI) 情報源：300 万件 引用：7,400 万件 ★ Book Citation Index (BKCI) 情報源：104,500 冊 引用：5,300 万件以上 ★ Conference Proceedings Citation Index (CPCI) 情報源：205,000 点以上 引用：7,000 万件以上	週 5 回	有料	Clarivate	Clarivate
文献の書誌データ 8,100 万件 引用文献：17 億件	日 1 回	有料	Elsevier	Elsevier

Index

和 文

欧　文

看護にいかす文献検索入門
―学び続けるための情報探索スキル―

2021年12月1日　発行

著　者　富田美加，松本直子
発行者　荘村明彦
発行所　中央法規出版株式会社
〒110-0016　東京都台東区台東3-29-1　中央法規ビル
TEL 03-6387-3196
https://www.chuohoki.co.jp/

印刷・製本　日本ハイコム株式会社
装幀デザイン　株式会社サンポスト

ISBN　978-4-8058-8406-5
定価はカバーに表示してあります
落丁本・乱丁本はお取り替えいたします

○本書へのご質問について
本書の内容に関するご質問については，下記ＵＲＬから「お問い合わせフォーム」にご入力いただきますようお願いいたします。
https://www.chuohoki.co.jp/contact/